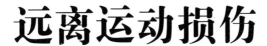

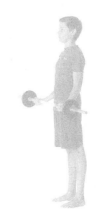

远离运动损伤

〔美〕汤米·约翰（Tommy John）

〔美〕迈亚特·墨菲（Myatt Murphy）　　著

中国青少年健康体能课题组　　译

主　译　吴　键

副主译　袁圣敏　李灵杰

译　员　边　静　宋文娟　张雁航　周玉彬　杨圣韬

　　　　徐　杰　黄　凯　董徽徽　熊亚亚　魏　为

北京科学技术出版社

著作权合同登记号　图字：01–2021–5145

注：本书中的信息真实、完整，目的只是为那些希望更多地了解健康问题的人提供信息指

绝不是要取代和反驳你的医生给你的建议。关于治疗的最终决定应该在你和你的医生之间

出选择。我们强烈建议你听从医生的建议。作者和出版方不承担任何与使用本书有关的责

图书在版编目（ＣＩＰ）数据

　　远离运动损伤 /（美）汤米·约翰 (Tommy John) ,（美）迈亚特·墨菲 (Myatt Murphy) 著；
中国青少年健康体能课题组译 . — 北京：北京科学技术出版社 ,2021.11

　　书名原文：MINIMIZE INJURY, MAXIMIZE PERFORMANCE

　　ISBN 978–7–5714–1774–1

　　Ⅰ . ①远… Ⅱ . ①汤… ②迈… ③中… Ⅲ . ①运动性疾病 – 损伤 – 康复 Ⅳ . ① R873

　　中国版本图书馆 CIP 数据核字 (2021) 第 181851 号

策划编辑：曾凡容

责任编辑：曾凡容

责任校对：贾　荣

装帧设计：优品地带

责任印制：吕　越

出　版　人：曾庆宇

出版发行：北京科学技术出版社

社　　　址：北京西直门南大街 16 号

邮政编码：100035

电　　　话：0086-10-66135495（总编室）　0086-10-66113227（发行部）

网　　　址：www.bkydw.cn

印　　　刷：保定市中画美凯印刷有限公司

开　　　本：880 mm × 1230 mm 1/32

字　　　数：208 千字

印　　　张：9.625

版　　　次：2021 年 11 月第 1 版

印　　　次：2021 年 11 月第 1 次印刷

ISBN 978–7–5714–1774–1

定价：68.00 元

谨以此书献给泰勒（Taylor）：

谢谢你总是信任我

你教会了我生命中最珍贵的东西——快乐

我爱你

我们来生再相见，哥哥

推　荐

　　我们现在比以往任何时候都更需要这本书，没有哪本书比这本书更能帮助青少年在运动的同时避免发生运动损伤了。汤米·约翰博士提出的方法通俗易懂，实践内容操作性强且实用。

　　　　　　　　　　　　　　　——阿什利·科夫 (Ashley Koff)

　　注册营养师、"更好的营养计划"（The Better Nutrition Program）机构首席执行官

　　我像许多成功的运动员一样，把我职业生涯的成功归功于在儿童时期尽可能多地参与体育运动。专门从事某一项运动在当今似乎是正常的，但这对青少年来说是应该更加谨慎的。如果青少年运动的目标是取得优异的成绩，并且避免运动损伤，那么这本书可以帮助他们走上正确的道路。

　　　　　　　　　　　　　　　——维达·布卢（Vida Blue）

　　6 次美国职业棒球大联盟全明星赛冠军、3 次美国职业棒球大联盟世界大赛冠军

　　这是一本教练员、家长和青少年都应当阅读的书，因为本书的内容关乎体育运动如何影响青少年的一生。

　　　　　　　　　　——安·迈耶斯·德莱斯代尔 (Annie Meyers Drysdale)

　　奥运会选手，4 次率加利福尼亚大学洛杉矶分校篮球队赢得美国大学生篮球联赛冠军

如果我们需要后退一步看青少年在运动中是如何受伤的，那么此时就是最好的时机。并且，我们需要知道解决方案。这就是汤米·约翰博士所传递的信息。这不仅仅是一本必读的书，更能帮助我们更好地投入到我们深爱已久的运动中。

——约翰·史摩兹 (John Smoltz)

8 次美国职业棒球大联盟全明星赛冠军、美国职业棒球大联盟世界大赛冠军，名人堂投球手

我直到 16 岁才放弃板球、足球、澳式橄榄球、网球和篮球运动，开始从事高尔夫球运动。在我看到从小比我优秀的朋友们在 18 岁就退役时，我才知道我少年时从事多项运动是多么幸运。我是幸运儿，但是我很担心当今的青少年没有根据此书的建议做出正确的选择。

——卡梅伦·珀西 (Cameron Percy)

有着 7 年美国职业高尔夫球巡回赛经验的资深球员

在美国国家橄榄球大联盟打球的 13 年中，无论是在情感上、理智上还是在体力上，我认为都不是一件容易的事。我的运动生涯的大部分时间都与汤米·约翰保持合作，他帮助我获得了更长的职业生涯。他使用的身体恢复的方法和提升运动表现的方法是跳出固定思维的解决方案，其中一些原则需要运动员有毅力、能坚持，这些原则使我们更有可能成为最优秀的运动员。

——查尔斯·蒂尔曼（Charles Tillman）

美国职业橄榄球大联盟芝加哥熊队（Chicago Bears）和卡罗莱纳黑豹队（Carolina Panthers）资深球员

这是一本每位家长都需要阅读的书。汤米·约翰博士分享了他所知道的一切，这也是家长需要知道的一切。我为此感到兴奋。

——帕特里克·曼利（Patrick Mannelly）

美国职业橄榄球大联盟芝加哥熊队开球手、球队历史上服役时间最长的球员

科学、技术以及体育商业行为已经使棒球乃至每项运动偏离其本质。从来没有像现在一样，培训机构为了金钱使青少年超负荷训练，以及使青少年的训练早期专业化。这本书揭示了所有青少年体育教练和家长需要知道但又缺乏了解的事实，并提出了解决方案。对于那些做好认真学习准备的青少年体育教练和家长而言，他们执教的对象或者他们的儿子或女儿的潜力是无限的。

——古斯·戈西奇（Goose Gossage）

9次美国职业棒球大联盟全明星赛冠军、美国职业棒球大联盟世界大赛冠军

汤米·约翰是比教练和家长更关心青少年健康的医生。本书不仅帮助青少年运动员避免因运动后发生损伤而做手术，而且帮助他们节省时间和金钱。最重要的是，本书可以将青少年从利用青少年和家长赚钱的商业机构中拯救出来。

——贾森·肯尼迪（Jason Kennedy）

《E！新闻》（*E!NEWS*）主持人

这是一本促进青少年健康和幸福的书，建议每位青少年体育教练和家长阅读！

——约翰·斯卡奇（John Schaech）

演员

汤米·约翰博士提出了一个全面的行动计划，从训练、身体恢复技术的均衡策略和营养来支持青少年从事体育运动。这对青少年的未来的价值是无限的！

——伊丽莎白·沃林（Elizabeth Walling）

www.livingthenourishedlife.com 网站创始人

这本书终于要出版了。作为一名经过认证的自然医学营养治疗师（NTP），读到传统食物在避免"汤米·约翰手术"以及其他运动相关损伤中的作用时，我是如此兴奋，感觉相见恨晚。也许只有少数医生、专家以及教练懂得这些内容。本书可以让读者明白合理的饮食是解决一些常见损伤（如运动力学不正确和过度训练导致的损伤）的常规方法。

——格兰杰·费尔（Graig Fear）

自然医学营养治疗师（www.fearlesseating.net）

序

过去的几十年，在所有与我对抗过或合作过的球队中，面对在我职业生涯中曾与我竞争的球员和队友，我被问到很多有关我作为职业运动员的问题。问题从"你最喜欢为哪个队打球，道奇队（Dodgers）还是洋基队（Yankees）？"到"你希望撤销哪次投球？"，但令我惊讶的是，从来没有人问过我小时候在印第安纳州特雷霍特市（Terre Haute,Indiana）成长时对棒球的感觉如何。

也许大多数球迷喜欢听我在辉煌时期的故事，而不是我刚开始和朋友一起打球的事。所以，我在想我遇到的家长都想当然地认为职业运动员（包括我）与他们的孩子经历的童年一样，即跟随顶级教练、利用最先进的训练工具进行全天候训练，这一切使我成为最优秀的运动员——一个能在美国职业棒球大联盟中赢得一席之地的青少年运动员。

但实际上，我的童年时代并不是这样的。我童年时所接受的教育几乎与今天许多孩子完全相反。

我在特雷霍特市长大，从未上过职业棒球课，一堂课都没有上过，从8岁开始打棒球到16岁进入美国棒球团（American Legion Ball），我唯一的教练就是我父亲。我唯一一次得到其他人的辅导就是我攒了一年的零花钱买了鲍勃·费勒（Bob Feller）写的《如何投球》（*How to Pitch*）这本书。这本书让我获得了一些技巧，仅此而已。

我们那时有室内设施，但不是用来让家长花大钱送孩子去培训，也不用来让孩子全年训练以提高技能。如果有人说要使用"室内设施"，那只是意味着他们要去洗手间，因为室内运动设施在以前是不存在的！

当我们口渴的时候，没有各种各样的运动饮料可以给我们喝。当我练习触击球时，我父亲会在第一垒和第三垒上各放一个护胫。如果我击中护胫3次，就可以获得啤酒作为奖励；如果没有击中，就只能去寻找饮水机了。

不要误会我的意思。我和朋友们一年四季都积极地参与体育活动，但我们从未全年只参加一项运动。印第安纳州曾经是（现在仍然是）流行打篮球的州，打棒球只是人们在两个篮球赛季之间所做的事情。我们从9月到次年3月练习篮球，直到州锦标赛结束。我们参与篮球运动总共7个月，且成绩名列前茅。我们从4月到8月，也就是在下个锦标赛开赛之前打棒球。

即使是在棒球赛季，我们也没有遇到今天大多数孩子所经历的复杂赛程和多层次训练。我们在特雷霍特市训练时，上半赛季是每周二和周四晚上进行比赛，下半赛季是每周一、周三和周五晚上进行比赛。没有球赛的日子里，我们会进行训练，但是进行的所有训练只是触击球、防守、跑垒和打内场。只要把球扔出去就能使守垒员出局。

仅此而已。

没有其他棒球队跟我们进行对抗练习。我们也没有像今天很多孩子那样因为在运动中落后而感到焦虑，因为我们没有被要求必须做"正确"的事情。我从未觉得自己必须打好棒球，也从未感到来自父母施加的压力。事实上，如果我爸爸对我施加了压力，我妈妈就会冷落他。

走出家门去打棒球，这就是我做的一切，我所有的朋友都是这样做的。在特雷霍特市的每个人都是如此。我们没有任何优势，只是一群打棒球的孩子，更重要的是我们玩得很开心。

你猜一下我之后的人生。

在我整个职业生涯中，也就是20世纪60至80年代，我一直在和优秀的运动员一起踢球。我发现几乎所有的职业运动员，无论是与我的位置一样的球员，还是一起从事相同运动的球员，都拥有相似的童年。我们从小到大玩过多项运动。我们都会抽出时间休息，从不过度训练。我们在无忧无虑的环境中长大，参与运动只是因为我们喜欢，而不是因为我们觉得自己必须这样做。在我效力的球队中，队友们在孩提时代没有财富可继承，也没有获得额外的训练和顶级装备，但最重要的是没有人做了不必要的手术。

我们都过着同样的生活。那时的青少年参与运动仅仅是一种消遣活动，而不是像今天掺杂了许多商业成分。1974年9月，当我成为第一个接受尺侧副韧带置换手术的人时，我很高兴该手术挽救了我的手臂，但是我从来没有想过我的名字会与一种手术联系在一起。青少年做这种手术的情况比职业运动员更常见，因为青少年运动的性质发生了变化。

在我做完手术的10年后，也就是1984年，我第一次听到了"汤米·约翰手术"一词。当我问弗兰克·乔布（Frank Jobe）医生（开创该方法并对我实施手术的外科医生）这么命名的原因时，他承认使用"汤米·约翰手术"这个名字是因为他厌倦了说出手术的学名！当他与其他骨科医师分享有关该手术的知识时，他喜欢说："你知道，我对汤米·约翰施行的手术……"接着他会说："你知道，汤米·约翰手术……"从那时起，"汤米·约翰手术"就成为固定说法了。

但是直到2000年左右，我才第一次听说孩子们也在接受这种手术治疗。最初听到新闻报道青少年运动员因专门从事单一运动导致手肘疲劳而需要进行手术时，我很吃惊。但现在我对此已经不关注了，因为这种情况经常发生，我已经习惯了。就连我都已经习惯听到"汤米·约翰手术"与青少年相关的新闻，想象一下，对于当今参与运动的家长来说，这种手术（以及所有现在在孩子身上进行的例行手术）是多么"正常"。

受伤和过度训练什么时候成为常态了？不应该是这样的，因为运动从一开始就不是这样的。本书会让青少年远离运动损伤，因为我坚信生活中所有事情的发生都是有原因的。

我儿子汤米·约翰的棒球生涯之所以结束，是因为关节影像片显示他的肩膀有炎症。但除了打球之外，世界上还有其他比打球更好的事情。汤米·约翰是一个非常有成就的棒球运动员，在那件事发生之前，他很有潜力，但那次受伤结束了他的棒球生涯，并最终改变了他的生活。正因为如此，他成为汤米·约翰博士，帮助了许多青少年运动员。每个青少年运动员都能成功完成他的训练计划，同时取得了优异的运动成绩。

事实上，任何一个父亲看到儿子追随自己的脚步都会感到骄傲，尤其这是他一生都热爱的事情。这本书是我儿子写的，但我希望所有青少年永远不会步其父亲的后尘，这样他们就不会做手术，不会一开始就因为身体受伤而坐冷板凳。如果你手里拿着的这本书拯救了一个孩子,使他免于做手术,那么汤米·约翰就成功了。剩下的唯一问题是那个孩子或学生会是你的吗?

汤米·约翰(Tommy John)

前　言

贾里德（Jared）的妈妈在一个寒冬的某天将电话打到我的办公室："请问……您能救救我儿子的手臂吗？"这不是第一次有家长问我这个问题。

贾里德是一名高中生，爱好打棒球，不仅喜欢做捕手，而且还想在棒球界拥有自己的未来。这是少有人能做到的一件事，唯一阻碍他前进的是他的肘部尺侧副韧带断裂，他被告知需要进行手术。这也意味着贾里德的未来在开始之前就被终结了。我在检查贾里德的手臂后发现其韧带部分断裂但并无大碍，我告诉他没有什么好担心的，他的身体可以恢复。我告诉他，我时常会要求他做一些似乎不合常规的事情，但这是他的身体康复所需要的。

贾里德完全按照我的要求去做（事实上，直到今天，他仍是我治愈过的依从性最好的患者之一）。一个月后，贾里德又开始投球了；几个月后，他参加了高中的季后赛。

我观看了他的第一场比赛，同时也听到了我身后的人议论："他就是那个治疗贾里德的人。"

老实说，我当时正忙于观察场上的贾里德，他是我见过的处于高中阶段的最优秀的捕手之一。他后来和南卡罗来纳大学签约，并拥有健康的大学运动生涯。一名需要做手术的青少年运动员，通过倾听身体传达给他的信息避免了做手术。

　　贾里德不是我从手术刀下挽救的第一个孩子，他也不会是最后一个。但正是他提醒了我，我不可能挽救所有孩子，最好的方法就是教育青少年教练、家长什么是可能的，我需要用一些易于理解的文字向所有家长传达他们必须要知道的知识。我们需要一个与美国所有青少年运动员共享的解决方案，不限于他们的年龄、运动项目或性别，而不仅仅是我有幸在看台上看到的那个我治愈和支持的青少年。

　　作为美国职业棒球大联盟投手的儿子，正如你所想的那样，我从小就受到这项运动的熏陶，从记事起就一直从事这项运动。但是，我作为一名软组织损伤康复专家已超过15年，我见证了损伤、创新和原则性康复的研究成果。因此，当我发现今天参加体育运动而受伤的青少年人数不断上升，成为治疗的主要人群时，你可以想象我有多惊讶。

　　和我父亲一样，我曾经也是一名棒球运动员，只是我从未达到他的运动水平。在大学打球并获得福尔曼大学（Furman University）的健康和运动科学学士学位和硕士学位后，我作为职业投手在绍姆堡飞人队（Schaumburg Flyers）、泰勒钻机工队（Tyler Roughnecks）打了两个赛季，然后与洛杉矶道奇队（Los Angeles Dodgers）签订了自由球员合同，并被邀请参加了春季训练。

　　由于受伤，我的美国职业棒球大联盟的梦想在开始之前就破灭了。

　　退役后，我在其他人的帮助下创建了一个训练和康复系统，开始帮助成年人和老年人处理各种各样的损伤和慢性疾病，如前十字韧带撕裂、尺侧副韧带撕裂、跖筋膜炎和椎间盘突出症。

由于对运动的热爱，我同时开设了一家棒球学校，教授了超过11 000次的棒球课程，学员年龄从6~30岁不等。但是，随着时间的流逝，我开始意识到年纪较大的患者和那些来找我咨询棒球技巧的孩子们之间有着不可思议的联系。

我所教的青少年和我所治疗的老年人一样都有韧带和肌腱损伤。

每个赛季，越来越多的青少年开始因受伤和失衡而找到我。这些问题我以前只在50~60岁的老年患者身上见过。我也开始注意到这些青少年是如何失去当今孩子应该具有的关键表现特征的，包括神经系统的发育、基本的动作模式，甚至是正确呼吸这样简单的事情。

我发现自己常常是在给球员提供康复建议，而不是进行训练指导。我向父母们解释，尽管他们花钱上了一堂课，但他们的孩子身上到处都是不该出现的磨损和撕裂。我向他们解释，尽管孩子们是出色的运动员，但他们不能单腿站立时保持平衡或者闭上眼睛而不会摔倒。我甚至向几位父母解释了他们的孩子没有多动症，但是他们总是坐立不安的原因，即他们孩子的加兰特反射没有像其他原始反射一样随孩子的成长而消失。加兰特反射是一种原始反射，是指大人触摸到孩子脊柱上的皮肤时会导致孩子腹部的肌肉收缩。

我帮助许多人开阔了他们的眼界，让他们认识到体育和社会对青少年的身心发展所起的作用，以及他们如何才能顺应这一趋势。但是，我很快意识到我只能帮助那些来找我咨询的孩子和那些愿意听我劝说的父母。于是，我决定永久关闭我的棒球学校，并花了4年时间获得脊椎推拿疗法的博士学位。具有讽刺意味的是，这个决定是在我父亲做著名的开创性手术的那年做出的。

对于我父亲来说，他并没有把受伤视为终点，而只是把它当作一个障碍。对于我来说，我知道我必须扫清那些青少年体育教练和家长无法正视青少年受运动损伤困扰的障碍。

小汤米·约翰 博士（Dr. Tommy John Jr.）

目　录

第三步 重 构

第四步 恢 复

第一章
潜在的流行病

> "不论我们多么热爱运动，我们只是一个选择在短时间内从事单一运动的人。"

美国如今每年大约有超过 3600 万儿童和青少年参与有组织的体育活动。这个数字约为美国 5~18 岁男孩总数的 2/3，同年龄段女孩总数的 1/2。青少年体育教练和家长看到这个比例应该稍感欣慰，因为这意味着今天的青少年更加活跃、更加健康。

虽然青少年越来越活跃，但与此同时有一些必须要做的事情没有做，从而导致青少年受到运动损伤。作为一名"终身"运动员和前棒球教练，以及一名训练、康复专业人士和脊柱推拿疗法专业医师，我十分清楚地知道有良好组织的、结构化的青少年体育运动计划对青少年的学习和生活所产生的积极影响。我曾与数千名青少年共事，亲身经历并目睹了体育运动经年累月地帮助他们建立自尊和自律，提高他们的社交技能和领导能力，促进他们的生理健康和心理健康。

新数据不断地证明课外体育活动能帮助青少年健康成长，如降低青少年在青春期前吸烟和饮酒的风险，提高认知能力，集中注意力。甚至还有大量的证据表明，青少年时期有运动经历的人在成年后会增加获得理想工作的概率，以及在退休后会拥有更健康的肌肉。

但上述益处仅在正确地参与体育活动的情况下才能产生。

根据当前的研究，如果青少年没有用正确的方式参与体育活动，尤其是用很多教练和家长自认为的"正确"方式，弊甚至大于利。

根据美国国家儿童安全运动（National Safe Kids Campaign）的数据，美国每年有超过260万19岁以下的儿童和青少年因体育和娱乐活动而受伤并接受急救治疗。此外，作为美国最大的儿童健康护理和研究中心之一的美国全国儿童医院（Nationwide Children's Hospital）的报告称，除了急救治疗，每年还有约500万儿童因运动损伤而求助于初级保健医师或运动医学诊所。

我为何要关心你的孩子？毕竟，作为一名训练康复专家和脊柱推拿疗法专业医师，我难道不应该为业务多而开心吗？

不，至少我们这种医生不是，因为有一种东西叫作责任。

在一段时间里，我父亲的名字（汤米·约翰）的意义和如今有所不同。作为美国职业棒球大联盟的一名前投手，他在职业生涯中取得了288场胜利，在美国职业棒球大联盟历史上所有左手运动员中名列第七。他不仅是一名有成就的棒球选手，还是第一个接受尺侧副韧带置换手术（通过外科手术将肘部受损的尺侧副韧带用身体另外一个部位的韧带来重建）并完全恢复的运动员。

我的父亲在手术后重返赛场，一直到他完成 26 年的职业生涯。令人意外的是，他手术后在职业棒球场上的表现比他手术前的表现更好。尽管我父亲是第一个接受尺侧副韧带置换手术（这类手术如今以他的名字命名，叫"汤米·约翰手术"，简称"TJ手术"）的运动员，但绝不是最后一个，现在接受尺侧副韧带置换手术的运动员的数量正以指数级增长。

仅 2014 年接受尺侧副韧带置换手术的棒球投手人数就超过了 1990—2000 年人数的总和。事实上，自 2000 年以来，需要通过尺侧副韧带置换手术治疗的运动员人数平均增长了 10 倍。尽管我父亲完全康复并达到原有的运动水平，但也仅有 20% 的患者能重新达到原有的运动水平。更糟糕的是，25%~30% 的运动员做完手术 2 年后发现自己无法继续从事棒球运动。

这些数据如此令人担忧。尽管高达 25% 的美国职业棒球大联盟运动员（以及 15% 的小联盟运动员）已经接受了尺侧副韧带置换手术这一点令人难以置信，但下面我分享的非职业球类运动员的统计数据会让你更吃惊。

这就是发生在青少年身上的情况。

2010 年，31% 的尺侧副韧带置换手术是在青少年身上进行的，截至 2016 年，数量翻了一番。尺侧副韧带置换手术不应该发生在 19 岁以下的青少年中，但实际情况是 57% 的尺侧副韧带置换手术是在 15~19 岁的青少年身上进行的。这类伤病如今不单单发生在棒球运动员身上，也不仅仅表现为肘部损伤，而是成为了一种损伤流行病。

我在每周的工作中都要处理一大批青少年的伤病问题，他们从事的是各种各样的运动项目，尤其是橄榄球、篮球、垒球、排球、棒球和足球项目居多。俄亥俄州的美国全国儿童医院研究与政策中心的一项新研究发现，1990—2014 年，美国 7~17 岁的青少年因足球运动而发生相关损伤后到急诊室接受治疗的人数以每年 78% 的幅度增加，所有运动损伤的年增长率为 111%。

上述损伤的程度从一般到严重不等，包括肩袖肌腱炎、肌肉劳损、应力性骨折、生长板损伤、韧带扭伤或撕裂，特别是前十字韧带损伤。2017 年的一项研究发现，在过去的 20 年里，6~18 岁青少年发生前十字韧带（前十字韧带是提供膝关节稳定性的主要韧带）损伤的人数急剧增加。研究者发现，前十字韧带撕裂的总体发生率以每年 2.3% 的速度增加，前十字韧带置换手术也以每年 3% 的速度增加。

过去的 20 年发生了非常大的变化。为什么现在的青少年比过去的青少年遭受更多运动伤病的折磨？原因不是 1 个，而是 3 个。你是否能阻止这样的情况发生？**换句话说，你能否让青少年免受运动伤病的困扰，而且还能帮助他们达到最高的运动水平？**

你可以做到。第一步先了解那些不利于青少年健康的事件。

第二章

发生运动损伤的原因

不管青少年发生了何种类型的运动损伤，也不管他们参与的是何种类型的运动项目，青少年体育教练或家长总是将伤病归咎于一个原因，即他们没有正确地热身。

如果事实真是这么简单就好了。

在讨论青少年体育运动时，人们总是过于强调热身，以至于青少年体育教练或家长无法退一步来整体考虑。事实上，能够永远阻止运动损伤发生的热身不存在。孩子们在体育运动过程中做了什么以及在体育运动之外做了什么才是决定他们是在伤病名单上还是在首发名单上的重要因素。

导致青少年发生运动损伤的原因可归纳为3个：青少年体育产业（从教练到公司）、美国梦、家长们坚信对孩子有帮助但实际有害的选择。

与孩子无关，与金钱有关

这个题目不会让你吃惊，对吧？据估计，青少年体育是一项产值高达90亿~150亿美元（这个数据取决于你问谁）的产业，并且持续攀升。产业的价值如此之高并不是因为有更多的孩子参与到青少年体育运动中[根据"玩耍项目"（Project Play）的数据，6~12岁参与集体体育活动的青少年的比例比10年前小]，而是因为青少年体育产业以年为周期的训练计划成为新的标准。

在青少年体育产业的背后，青少年正在经历教练、训练营和无数不必要课程的考验，过去所谓的一个赛季如今变成了持续24小时、7天、365天（指如今一年365天都是比赛季——译者注）。各种"预选队"、相信训练"越多越好"的教练员和家长，以及各种室内训练设施的经营者鼓励青少年在非赛季甚至全年进行训练。

如今的青少年运动员已经不存在所谓的休赛期，因为青少年运动员的队服挂到衣橱里就意味着现金流的停止。

这种情况使得迫切需要医疗干预的青少年的年龄越来越小，"炎症""手术""康复"这些词本不应该出现在他们这个年纪的"词典"中。现在手术和康复训练针对的也不只是跳跃者膝（又称髌腱炎，最常出现在跳跃项目运动员的身上，是一种过度使用症候群）和棒球肘（肱骨内上髁撕脱性骨折），以及其他常见的参与体育活动的青少年可能会遇到的疼痛，包括严重的韧带、肌腱和关节损伤等这些需要特别处理的损伤。有些损伤甚至可能让他们再也无法进行体育运动。

儿童和青少年处在生长发育的关键阶段，其平衡性、协调性、敏捷性和空间感知能力本应该与其他重要的功能性技能一起自然、均衡地发展，他们却被迫进行过度训练、专项练习，从而造成肌肉生长缺陷。人体的适应性非常强，很多孩子可以在过度训练的情况下坚持一段时间，但他们的身体最终会无法跟上训练的节奏和要求。这也是如今很多青少年因"身体素质"跟不上而最终放弃运动的原因。

欢迎来到美国式的反进化论

美国也许是勇敢者和自由灵魂的家园，但是谈到身体健康方面，与其他国家相比，我们孩子的情况非常糟糕。尽管美国青少年对体育运动有着高涨的热情，但最近一项具有里程碑意义的研究收集了世界范围内 50 多个国家的 114 万 9~17 岁青少年的健康状况数据，美国青少年的健康状况排名几乎垫底（排第 47 位）。排名靠前的是非洲、中北欧的青少年，美国和南美洲国家的青少年排名靠后。

过度训练可能让我们的孩子发展滞后。美国文化对青少年持续存在的健康问题产生着影响。美国人的饮食习惯导致儿童和青少年营养不良、过度饮食、水合状态不良。此外，美国人的生活方式不仅影响着儿童和青少年的体力活动水平与身体姿势，同时也影响促进愈合过程的生理和神经反应。

最艰苦的比赛就是攀比

美国梦和青少年体育产业让家长坚信所有的孩子都能成为超级巨星，只要他们的孩子足够努力，最终都会成功。

如今的家长如果没有将自己孩子的日程表用体育活动安排得满满当当就会感到不安，认为只有这样才能充分发挥孩子的潜能。家长害怕听到类似孩子们需要放慢训练节奏的忠告。于是出现这样的事实：不管教练接下来会让他们的孩子进行什么样的训练，他们都会接受教练营销的训练清单。家长们会认为如果他们的儿子或女儿不尽早、经常地参加比赛或训练，他们的儿子或女儿就会落后。

但孩子们实际上得到的只有伤病。

大多数带着孩子来找我治疗的家长眼中都带着恐惧，这也是我最担心的事情。尽管家长已经认识到对孩子最有利的事情就是放慢训练节奏或停止训练一段时间，但他们更担心治愈需要花时间，孩子的运动成绩排名会下降。

如今，不给孩子报名参加训练的家长会被认为是不合格的家长，这已经成为一种常态。因此，家长在某种程度上要为困扰青少年健康的问题负同等责任。但好消息是家长们可以加入解决方案中，以扭转青少年因体育运动造成损伤的局面。

所以，让我们开始吧。

第三章

汤米·约翰解决方案

在我父亲从棒球队退役（1989 年）之前，奥克兰运动家队（Oakland A's）决定测试所有投手的肩部力量。令所有人惊讶的是，尽管我父亲是队中年龄最大的投手，但他的肩部力量是最大的。这并非意味着他是实力最强的投手，而是他的身体承受能力是最好的。

我与运动员一起工作的时候，我的任务首先是审视所有涉及运动员生活的环节，询问他们从睡醒到入睡的所有细节，包括赛季前、赛季中和赛季后的每一天。之后，我会建立一套体系以帮助这些青少年提高身体的功能。

但我无法亲自解决所有青少年存在的身体功能障碍问题，所以我提出了汤米·约翰解决方案。

解决方案由 4 个步骤组成

汤米·约翰解决方案融合了数千小时的研究成果、临床经验、我个人多年来在所有年龄段的运动员（无论业余还是职业）身上成功运用的实验，以及我父亲在他的职业生涯中所依赖的简单治疗理念。

汤米·约翰解决方案的4个步骤是反思、补充、重构和恢复，这4个步骤指导你帮助孩子健康地成长、更快地进行身体恢复，以及达到最佳的发展水平。这是改变游戏规则的4个步骤，帮助青少年修复在体育运动中受的损伤。

汤米·约翰解决方案不仅能帮助青少年避免受伤，还能纠正青少年身上的发育缺陷。它是重塑青少年的自然状态、移除限制他们发挥自身潜力的方法和技术。

解决方案适合所有人

当我与其他医生和教练讨论时，他们都支持所有的运动员，不论性别和运动项目，都应该遵循汤米·约翰解决方案中的大多数原则以为自己擅长的事情做好准备。

换句话说，本书不仅针对参与体育运动的男孩或女孩，还针对其他人，包括你。

汤米·约翰解决方案来自于我的实践，以及我父亲从几乎让他放弃运动的手术中恢复的过程。从本质上说，汤米·约翰解决方案不是一个青少年训练计划，而是一个人类运动表现计划。它是所有人为自己的目标更好地做好准备的指南，适合所有运动项目的参与者。

无论你是84岁有伤病的老人还是8岁想要成为世界上最伟大足球运动员的小男孩，是一名职业运动员还是业余爱好者，汤米·约翰解决方案都有助于你发挥出最高水平。它本质上是一个人类运动表现计划，一个可以让整个家庭接受并由内而外、从头到脚发生改变的理念。

汤米·约翰解决方案不仅仅与青少年的运动损伤有关，还关乎青少年在运动生涯结束之后的可持续发展。

汤米·约翰这个名字过去总是和一名做了痛苦手术的棒球手联系在一起，如今它和一个解决方案产生了联系，这个解决方案能拯救肘部，甚至能拯救生命。汤米·约翰方案将方法传递给家长和体育教练，让他们保护孩子免受损伤，并看着孩子成长为优秀运动员。

无限的可能，可能"有"也可能"无"

我曾经遇到过一些家长，他们完全认同汤米·约翰解决方案，但没有将4个步骤完成得很好。究其原因，他们的借口五花八门，如没有时间、精力。在我看来，他们其实就是害怕改变孩子的习惯。

汤米·约翰解决方案不仅是一个包含4个步骤的过程，还是一个定制化的运动处方。身体总是在发生变化，不可避免地受到各种事情的影响。

换句话说，这不是一个线性的关系。所有的事物都相互影响，都会对人体产生影响。汤米·约翰解决方案的4个步骤互为基础，当你开始积极改变4个步骤中的任何一个习惯时，你会很容易实现其他步骤的目标。

简而言之，没有什么事情是你可以忽略或简化的，汤米·约翰解决方案的妙处就在于此。汤米·约翰解决方案也是高效的，如果你认真对待青少年的训练，并遵循解决方案的原则，那么整个训练过程将会非常顺畅、高效。

第四章

汤米·约翰动作测试

在继续阅读本书之前，你首先需要与青少年尝试下面的测试。测试结果将能够预测你的孩子使用汤米·约翰方案的效果。

9个测试动作

因为我让家长认识到他们的孩子可能存在的功能障碍，找到了所有影响青少年整体运动表现的原因，所以他们能够采纳我的建议。我和每个青少年（8岁及以上）一起工作时做的第一件事就是进行汤米·约翰动作测试。

简单地说，通过让青少年做几个简单练习，我就可以很容易地"打开他的引擎盖"，了解其身体的运动能力和潜力。

我设计的动作测试能够让那些认为自己的孩子是一名优秀的运动员（在目前看来很可能是未来之星）的家长清楚地了解孩子的运动能力，发现青少年完成一些基本功能性动作时呈现出来的与标准之间的巨大差距。我的目的是发现青少年潜在的问题，因为这些潜在问题会增加他们受伤的风险，并阻止他们发挥出自己的最佳状态。

书中列举的测试动作是我在办公室使用的修改版本，能够测量出青少年的运动素质水平，包括稳定性、平衡性、协调性、敏捷性、耐力、移动能力、姿势、忍受不适的能力、动觉意识（感知身体在空间中的位置）、力量和爆发力。

无论青少年的年龄、性别以及所参与的运动项目如何，这个测试都有效。多年以来，这个测试帮助很多家长了解了他们的孩子实际的运动能力。坦白地说，我希望这个测试能够成为所有青少年教练使用的标准，希望所有青少年教练在训练青少年之前衡量他们的运动能力，让他们在运动中避免失败或受伤。

每个青少年都应该接受这套动作测试。为了青少年的运动安全，青少年家长和教练需要重视它。

在开始测试之前

测试时间

这是一个需要认真完成而不是可有可无的测试，我通常建议青少年在没有参与任何练习、比赛或训练之前做这个测试。同时，他们不应该在测试前一两天就感觉肌肉疲劳。换句话说，他们在测试结果不佳时不应该有任何借口。

穿什么

当青少年进行测试时，我会让他们穿上宽松的衣服和最舒适的鞋子。运动装备不限制自己做动作就是理想的。但是一些特定动作可能会导致测试者出汗，因此 T 恤衫、短裤和运动鞋是不错的选择。

需要的器材

• 秒表。

• 垫子。

• 引体向上杠（如果没有引体向上杠，也可以找一根结实的树枝，主要用来做悬挂练习或引体向上。或者去社区内的健身区域，在那里可以找到一个简单的、可做悬垂练习的替代品。）。

• 卷尺。

• 轻型杆（可以用扫帚柄或 PVC 管代替）。

• 用作起跑线的东西（如胶带、木棍等）。

汤米·约翰动作测试是功能性动作筛查（FMS）吗

如果青少年参加过任何正规的室内运动或户外运动中心的训练，可能使用过 FMS。FMS 是被教练用来观察运动者在执行特定运动任务时的动作模式（如髋关节或肩关节的灵活性），以尽早识别出运动者可能存在的身体功能问题，制订出特定的训练计划。

FMS 可靠吗？我认为可靠，科学家也这么认为，但这不是免费的。汤米·约翰动作测试是 FMS 的改进版本，不需要预约，也不需要支付费用，是家长和教练可以自主实施的评估体系。

测试动作

测试原则

• 按顺序做 9 个动作。

• 在做肩关节抬离和立定跳远测试动作时，受试者尽力做 3 次，取 3 次中的最低值。

• 可以连续完成 9 个动作的测试（动作顺序的安排是让肌肉能得到休息，也可以分阶段测试，可以在两三天内分开完成）。

• 如果受试者测试的分数在两个不同的分数之间徘徊，那么一定要取更低的分数。

• 最后，每个动作都会有一个与年龄相对应的成绩范围。如果受试者的分数低于其所在的年龄人群，则表明受试者可能存在与测试项目相关的影响其运动表现的身体功能问题。

1. 俯卧撑高

测试手、脚力量有效传递的核心稳定性。

动作准备： 俯卧撑的准备姿势，双手分开，与肩同宽，双腿向后伸直，两脚并拢。手应该在肩部的正下方，手臂与地面保持垂直。身体从头到脚呈一条直线。

动作方法： 核心肌肉保持收紧，颈部与脊柱呈一条直线，尽可能长时间保持这个姿势。

7~9 岁：20~40 秒。

10~12 岁：40~60 秒。

13 岁及以上：60~90 秒。

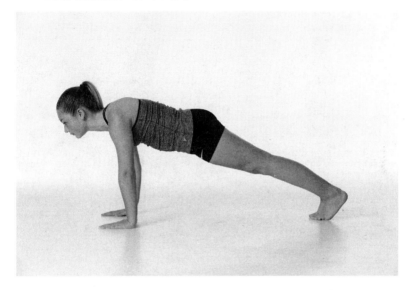

2. 站姿抬腿

测试臀大肌和对侧髋部屈肌的力量、耐力及协同性。

动作准备： 直立，双臂交叉于胸前，双手触摸对侧的肩膀。

动作方法： 一条腿保持身体平衡，另一条腿伸直并尽力向前抬到最高，尽可能长时间保持这个姿势。不要改变姿势或者跳来跳去调整，因为目标就是站稳。之后休息 3~5 分钟，交换两条腿再做 1 次测试。

7~9 岁：每条腿 40~60 秒。

10~12 岁：每条腿 90~120 秒。

13 岁及以上：每条腿 150~180 秒。

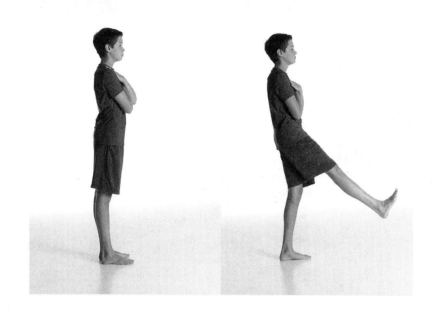

3. 肩关节抬离

测试肩带的灵活性、力量、颈椎和胸椎的力学对线。

动作准备：俯卧，手臂向前伸直并上举，双腿伸直并拢。抓住一根轻杆，如扫帚柄或一段 PVC 管。两手分开，间距比肩略宽，正握横杆。

动作方法：双臂尽量举高，保持身体其他部位不动，测量手腕和地板之间的距离。

7~9 岁：11~15 厘米。

10~12 岁：16~20 厘米。

13 岁及以上：大于 20 厘米。

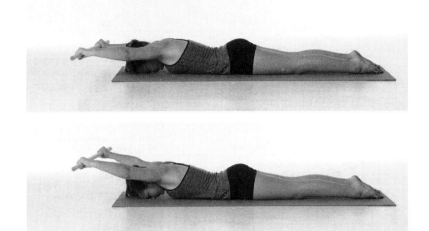

4. 交叉爬行超人

通过交叉爬行的模式，观察全身屈肌和伸肌的模式及力量耐力。

动作准备：俯卧，双臂在身前伸展，双腿伸直并拢。

动作方法：头部保持在地板上，左臂和右腿同时抬起，然后手臂和腿还原；右臂和左腿抬起，然后还原。手臂和腿上抬和还原的时间大约 1 秒。尽可能长时间地进行这个练习，不要暂停。

7~9 岁：60~90 秒。

10~12 岁：90~120 秒。

13 岁及以上：150~180 秒。

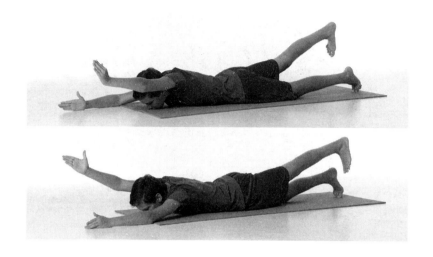

5. 静止悬垂

测试肩部肌肉和反映握力的屈肌的力量耐力。

动作准备： 采用正握杠或反握杠的方式（无论哪种方式，自己感觉舒适即可），让身体悬垂在引体向上杠上。手指要完全、紧紧握住横杆，但也不要握得太紧。

动作方法： 尽可能长时间保持这个姿势。

7~9 岁：30~60 秒。

10~12 岁：60~90 秒。

13 岁及以上：90~120 秒。

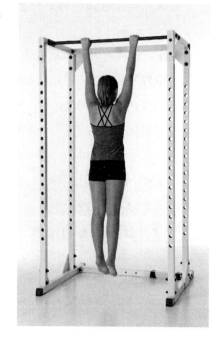

6. 立定跳远

测量受试者将蹬地的力量通过脚、腿、核心肌群和手臂向上传递的能力。

动作准备：设置一条线作为起点 [在地板上粘一条胶带，或者用粉笔画一条直线，或者在脚前放一把直尺（保证测试时不会移动 ）]。直立，脚尖在线后，屈臂，拳头朝上。

动作方法：蹲下时，手臂向后摆动，屈膝蹬地，用手臂带动身体向前跳，跳得越远越好。双脚离地时屈膝，双膝靠近身体。双脚着地时，脚跟先着地。测量起跳线和落地脚脚后脚之间的距离（建议跳 3 次，取 3 次的平均值作为最终成绩）。

小贴士：找一个不滑的地面。受试者穿着运动鞋在草地上跳可能会滑倒，应穿网球鞋在草地上测试，或穿运动鞋在木地板上测试。

7~9 岁：因为这是一个需要腿部肌肉爆发力的动作，而大多数 10 岁以下孩子的腿部肌肉爆发力还没有发育完全，所以 10 岁以下儿童不适宜做这项测试。

10~12 岁：男生 165.1~215.9 厘米，女生 157.5 ~203.2 厘米。

13 岁及以上：男生 203.2~279.4 厘米，女生 185.4~210.8 厘米。

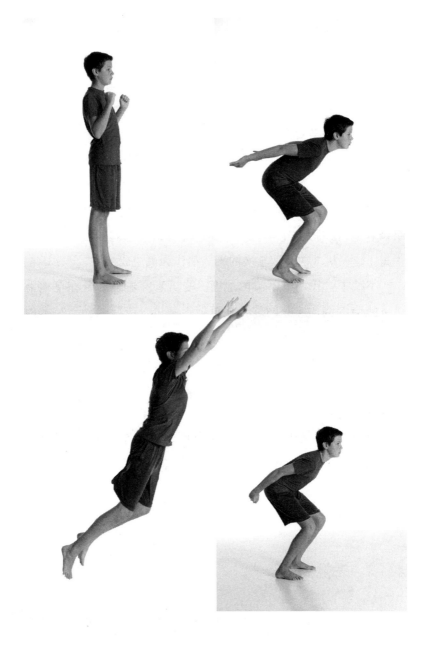

7. 臀桥

测试伸肌肌群的能力，如脊柱两侧的竖脊肌、臀大肌、腘绳肌和小腿肌群。

动作准备: 仰卧，屈膝，两脚分开与臀部同宽，尽量靠近臀部。屈肘，手掌触地，手放在耳朵旁边，手指指向脚部。

动作方法: 腿和手臂用力将身体向上推，使其离地达到最高点，双手和双脚始终保持在地板上。头垂在两臂之间。尽可能长时间保持这个姿势。

7 岁以上: 所有孩子都应该能做臀桥这个动作，但如今仍有部分青少年不能完成这个简单的动作。很多青少年肩部的力量和稳定性不够，不能将自己的身体向上推并保持。此外，部分孩子的脊柱和臀大肌的伸肌肌群发育不全，导致其脊柱和臀部无法伸展。

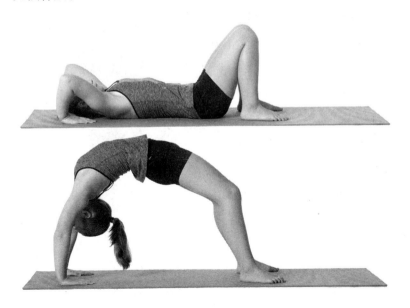

8. 引体向上

测试上半身力量耐力，主要测试的肌肉有背阔肌、肩胛肌、肩袖和肱二头肌等；测试握力、背部和手臂的力量。

动作准备： 向上伸手，用手抓住引体向上杠的横杆（掌心向外，正握杠），双手分开，与肩同宽，拇指绕住横杆。

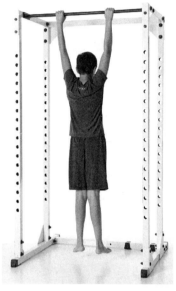

动作方法： 胸部和肩部抬高时肘部向下。下巴必须超过横杆高度才有效。完成1次动作时，手臂放松，放下身体，直到手臂伸直。重复这个动作。尽可能多做，直到下巴够不到横杆为止。

7~9岁： 男生3~9次，女生1~3次。

10~12岁： 男生6~15次，女生1~5次。

13岁及以上： 男生9~23次，女生2~9次。

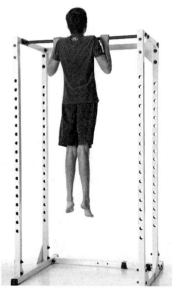

9. 俯卧撑

测试上半身的力量耐力，重点测试胸部和三头肌的力量耐力。同时能测量肩袖稳定肩关节的能力、肩关节和肘部的控制能力、关节囊的完整性和灵活性，以及发现臀大肌和腹肌保持身体稳定和有效转移能量过程中存在的弱点。

动作准备：双手平放在地板上，与肩同宽，身体保持平衡，手臂伸直，手肘紧锁。双腿伸直，前脚掌触地。身体从头到脚呈一条直线，面朝地面。

动作方法：屈肘，慢慢降低身体直到上臂与地面平行，然后把身体推起来。重复这个动作。设置 2 分钟的定时器。在这

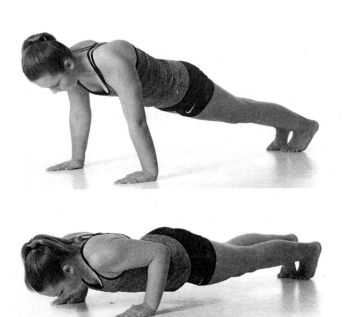

段时间内尽可能多地重复动作。测试过程中如果需要休息，可停下来呼吸一两次，然后继续。

7~9 岁：男生 10~30 次，女生 10~30 次。

10~12 岁：男生 20~40 次，女生 15~30 次。

13 岁及以上：男生 30~50 次，女生 20~40 次。

测试后总结

一旦青少年参加了测试，你得到了测试结果，我想让你回答 3 个非常重要的问题：

受试的青少年是否尽其所能地做每项练习？

青少年是否遵守了所有规则？

你是否如实记录测试结果？

第 3 个问题可能是最重要的，因为有时候青少年家长可能只看到他们想要看的，毕竟每个家长都希望自己的孩子在运动中取得成功。

我不在现场，不会对你的孩子进行评估，所以你要记录真实的测试数据，不要捏造。如果你没有遵守规则，那么证明你可能是你孩子运动表现问题的一部分。切记，一定要评估青少年的真实水平。

完成测试之后

此时，你得到了青少年参加运动所需要的身体能力的数据，已经做好继续使用汤米·约翰解决方案的准备。

我希望你能让孩子每个月重复这个过程，让他反复参加测试，这样你就可以看到持续使用汤米·约翰解决方案产生的效果。

我的孩子有几项测试通过了，还有几项没有通过，现在怎么办？

家长喜欢汤米·约翰解决方案的原因是，无论青少年的身体出现了何种程度的功能障碍，本书中的策略和练习都能帮助其纠正，且适合所有年龄的人。

许多教练喜欢为青少年设计专门的训练计划，说实话，这只是一个赚钱的方式。如果青少年按照自己的身体本该进行的方式训练，就不需要专门设计。

也就是说，即使你的孩子有部分测试没有通过或所有测试都没有通过，你都应该心平气和，并相信这种情形将会很快得到改变。

我的孩子每次都能通过所有测试，现在怎么办？

如果这是真的（参见"测试后总结"），那么恭喜你。听到你的孩子顺利通过了所有测试，这让我兴奋。因为你的孩子达到了本年龄段青少年应该达到的水平。

但这并不意味着你的孩子从接下来的汤米·约翰解决方案中会一无所获，事实上，他的收获最大。这意味着他学习汤米·约翰解决方案的其他技术会更容易。这些技术会让你的孩子发展得更好。

我的孩子每次测试都没有通过，现在怎么办？

如果你的孩子在每次测试中做的每个动作都低于平均水平，我希望你和你的孩子都不要泄气。你应该庆幸尽早发现你的孩子存在的身体功能障碍，而不是让它继续发展下去。我想让你为发现问题而兴奋，因为这些问题如果不解决，它们可能会对你的孩子造成潜在的伤害。

虽然你的孩子有很多功能障碍需要解决，但这意味着你的孩子有很大的发展空间，你会从汤米·约翰解决方案中获得更多的益处。

如果你坚持使用汤米·约翰方案，你在孩子在测试中的得分就会越来越高。

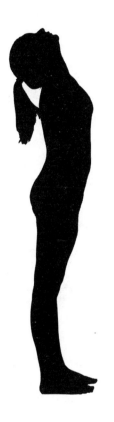

第一步

反 思

当前儿童和青少年接受教育的方式类似于他们进入一个训练中心，学习正确地写出自己的姓名。训练结束的时候，虽然他们可以更用力地在纸上写字，但是写的名字仍然是错的。

第五章

做出正确的转变

当孩子和家长第一次来找我的时候，我会在见面之前观察他们从停车场到我的办公室（大概有 20 米的距离）的动作和表情。这样我在知道他们从事哪项运动或者他们为什么来找我之前就可以收集大量关于他们的信息。我主要观察下面几个方面。

（1）孩子和家长在走路时距离远吗？

（2）他们是否在交谈？

（3）孩子进入我办公室的时候是兴奋，还是害怕？双肩是不是前倾？眼睛是不是一直盯着地面？

（4）他们能在 20 米的距离内不低头看手机吗？

我们见面后，在我们讨论他们的训练习惯、参与的运动、饮食习惯、出现的疼痛或担忧之前，我仍然会观察他们的每个行为，会评估以下几件事情。

（1）当我们握手时，他们用眼神与我交流了吗？他们做好准备与我见面了吗？

（2）当他们坐下的时候，他们是直立着身子还是卷曲着身子？

（3）他们的手是交叉放在大腿上还是朝着不同的方向移动？

（4）当我问问题时，孩子是自己回答还是本能地要求家长替他们回答？

所有细节都对我们将要做的事情有帮助，可以反映青少年及其家长是否能认真听取我分享的内容。这些迹象告诉我，过度专注于运动可能会干扰青少年进行身体功能训练，也会干扰他们与其他人的关系。同时，这些迹象还让我知道青少年是真的想来还是不得不来。

我观察到的迹象对于我接下来的工作都很重要，因为在开始治疗之前，我需要添加一些新的东西到青少年的生活中，并对他们准备舍弃一些习惯有信心，这样才能提升他们的运动表现，帮助他们远离运动损伤。

他们正在做的事让我担忧，是一个亟需解决的问题。

也许你像曾找我咨询的家长一样，会直截了当地问："汤米·约翰，请告诉我，我的孩子需要做些什么运动以及我需要购买什么食物才能使我的孩子成为运动明星？"如果你有这样的想法，那么你应该认真阅读汤米·约翰解决方案第一步的内容。

家长和教练进行任何基于运动表现的指导之前都要进行反思，原因如下。

首先，要改变青少年长期坚持的训练和饮食习惯，家长就需要反思自己在孩子的生活和打算参与的运动项目方面所做的一些决定。我可以告诉你，你做的那些决定是低效且费时的，因为你必须先反思孩子的生活方式。一些生活方式可能会抑制青少年的免疫系统，破坏他们的姿势，降低他们的注意力，导致他们身体的肌肉失衡以及过度训练。如果你的孩子选择了这样的生活方式，我可以告诉你，任何程度的训练和营养都无法扭转糟糕的运动表现。

其次，反思之所以排在第一位是因为一旦你反思到位，是因为你和你的孩子在某些领域开始做出正确的选择之后，它就为其他 3 个步骤（补充、重构和恢复）奠定了基础。你和你的孩子会有时间、方法和精力在其他 3 个方面做到最好。

最后，反思能让青少年充分发挥潜能，也是我认为最具决定性的一个步骤。反思须真诚和深刻，因为这决定了哪些生活方式更重要，哪些生活方式可以暂时忽略。

有一些家长不采纳反思的方法，却将汤米·约翰解决方案中其他 3 个步骤执行下去直到最后。他们认为，严格执行其他 3 个步骤可以在某种程度上平衡他们不愿解决或放弃的事情所产生的影响。我也目睹了青少年在全面康复和运动表现方面完全停止或退步的事实。

汤米·约翰解决方案是一种全有或全无的努力，而反思是 4 个必要步骤中的第一步。欢迎来到岔路口，现在是时候让我们共同做出正确的转变了。

方法错误终会导致失败

当孩子选择某些已经证明对青少年来说是有害的生活方式时，有些家长支持孩子是觉得某些习惯对孩子无害。许多家长强迫孩子做一些事情，因为他们觉得这些事情对青少年有帮助。

正如我一直告诉家长们的那样，反思并不可耻，反而能让自己认识到所存在的问题。你可以思考成就孩子运动梦想的因素。这是你接下来要做的事情的一个开始，也是一个认识问题的机会。

无论你买这本书的目的是什么，我对你都有一些了解：

• 你希望你的孩子远离运动损伤。

• 你希望你的孩子在自己喜欢的运动中表现得更好。

• 你希望你的孩子长大后能成为最好的自己。

我知道你为自己的孩子感到骄傲，并希望给孩子提供最好的条件。不管你相信与否，反思对你的孩子只有好处没有坏处。因此，让我们从显而易见的方面开始。

电子产品对青少年的影响

几乎今天发生的一切，每一项技术的突破，都是以牺牲人类活动为代价的。科技会帮助你的孩子花费最少的精力从 A 点到达 B 点。

几十年前，雨天会让青少年们度日如年，因为这使他们无法外出玩耍。如今，电子产品为青少年提供了大量的娱乐机会。

我关心的并不是儿童肥胖（肥胖问题是许多家长对于孩子过度沉迷电子产品的合理担忧），我关心的是电子产品在孩子的人生初期对他们全面发展的影响。

电子产品抑制青少年的免疫系统

当人们回复短信、浏览社交媒体、使用最新的应用程序或与他人在线玩对战游戏时，大脑就会被不断刺激。各种明亮的色彩、弹出的广告或意外的声音都会促使大脑做出反应，但大脑并不能处理这么多信息，结果就是大脑受到过度刺激，使交感神经系统过度兴奋。

交感神经系统的反应是身体的自然生存机制，它是身体面对危险时做出的快速反应。身体释放激素使肺部呼吸通道打开，心跳加快，储存的糖和脂肪得以释放。所有这些反应都是身体为了快速利用能量。不幸的是，身体释放的激素同时也抑制身体处于威胁之下时身体产生的其他激素，最重要的是抑制免疫系统的反应。

这些受抑制的反应能拯救人的性命。例如，如果你正在与感冒病毒做斗争，而突然遇到一只狮子，免疫系统将立即停止与病毒做斗争，以便身体可以利用所有能量，包括加快血液流动和肌肉运动，并增加肾上腺素的释放来帮助你逃离、摆脱危险或与狮子搏斗。当身体再次获得安全时，免疫系统就会恢复正常并继续抵抗感冒病毒。

由于电子产品越来越多，青少年的交感神经比以往任何时候更容易受到刺激。现在，由于持续不断的刺激，青少年的交感神经整体都被激活（实际上并没有危险出现），并在大多数情况下占主导地位。免疫系统一整天都处于激活状态会使身体更难以修复运动产生的自然磨损，更难保护自己免受病毒侵害或其他形式的伤害。

电子产品的过度刺激使青少年的意识变弱

当我初次见到那些已经训练了多年但还没有学到真本事的青少年时，我会在我的训练设施中随机放一些物品和带有疯狂信息的标志来进行试验。我会将这些物品放置在他们的视线内，如果他们略有察觉，立即就会有反应："那是什么？为什么会在那里？"但是有很多青少年就像僵尸一样进来，他们接受指导、训练、休息，然后继续前进，却从未注意到或意识到周围环境的异常。

电子产品的过度刺激导致孩子不再提问，与人的眼神交流变少且对周围的环境漠不关心，还会使青少年的注意力持续时间变短，个人沟通能力变差，抽象思维能力明显下降。青少年不太可能吸收所有意识和必要的潜意识，所以不能有效进行运动。

想象孩子的大脑是一个鱼缸。当人们不断向鱼缸注入东西时，鱼缸很快就会装满，最终不能注入更多的东西。成年人有一些方法可以清空这个"鱼缸"，如度假、独处、按摩、冥想或与朋友在酒吧观看比赛等。无论成年人选择的放松方式是什么，都可以消除充满"鱼缸"的一些刺激，感到精神焕发、注意力更加集中。

但是青少年缺乏减压的手段，他们使用电子产品的频率使他们的"鱼缸"始终保持充满。这就是很多青少年很难集中精力的原因，也是他们不太可能注意到某些疼痛的原因，而这些疼痛可能是过度训练导致受伤的信号，也可能是阻止他们吸收教练试图传授给他们的技能。

电子产品正在破坏青少年的生物力学

当人体处于最佳力学对线时，它会按照预期的工作方式运行，承担适当的责任，并向身体的某些部位施加压力以执行特定的动作。但是，即使一切动作都完美呈现，也始终存在受伤的风险。如果人体未处于最佳力学对线，那么这种风险会变高，这就是我们今天在许多青少年身上所看到的情况。

总而言之，今天的科技对孩子姿势的影响可以说是毁灭性的，因为他们常常保持不健康的姿势数小时。但是，即使当今许多家长都知道诸如"短信颈"或"科技颈"（盯着手机或无线设备的时间过长带来的痛苦）之类的术语，但他们并不了解这些术语如何影响青少年的整体表现。

头部向前移动

当今大多数孩子因为过度使用电子产品而正以某种方式重塑颈椎曲线（脊椎的前 7 块椎骨位于颈部），这种情况应该只存在于年幼的孩子和老人身上。从侧面看头部耳垂应位于锁骨与肩胛骨连接处的正上方，但有一部分青少年的头部平均向前移动了 10.16~12.7 厘米。

从神经学角度来看，头部前移将使脊髓（中枢神经系统的一部分，负责控制全身）始终处于受损状态。头部向前每移 2.54 厘米，就会给负责支撑头部（重 4.5~5.4 千克）的脊柱区域增加大约 4.5 千克的额外重量。上背部和颈部将会承受 22.5~27.9 千克的重量，仅走动就能引起疼痛及其他问题。

青少年在很多情况下练习对他们的身体来说不是很自然的技巧和动作，这会产生毁灭性的影响。即使他们在练习或表演时设法完美地完成动作，但他们的身体仍会受到损害。他们的脊柱、肩膀、躯干和背部在一整天中都需要承受 22.5~27.9 千克的负重，还要依靠那些过度劳累的肌肉来发挥最佳状态，而这是他们根本就做不到的。

从生物力学的角度来看，如果青少年的肌肉奇迹般地得到了恢复，头部处于合适的力学对线上，完成肩部动作就更容易。有很多运动的特定动作都是依靠肩部来完成的，如投球、拦网、拦截防守者、侧手翻、空翻或其他技术性强的动作。如果青少年的头部前移，他们的身体就无法有效地或爆发性地一次完成这些动作。

骨盆转动

大脑比许多人认为的要聪明得多，它喜欢选择阻力最小的事情。这就是说，当你想让头部前倾时，它无法向前移动直到你跌倒。相反，大脑要做的就是努力使你的骨盆与头部保持一条直线。这会使骨盆转动，下背部自然地弯曲，从而导致髋部无法有效地工作。

我曾从侧面发现青少年下背部的曲线（自然曲线）消失了，而家长们认为这是正常的。事实上，这是身体为了配合头部向前移动而做出的代偿。身体试图达到平衡，以改变自己的力学对线来适应环境，然而这却对每个动作的完成产生负面影响。

肌肉功能障碍

青少年使用电子产品会使其坐着的时间变长，久坐会给某些肌肉（特别是臀肌）施加压力，并使它们停止活动。当这些主要肌肉没有被激活时，身体在没有选择的情况下只能使股四头肌（大腿前侧的肌肉）承担更多的负担。青少年在做跳跃、冲刺跑或进行任何依赖于身体最大肌肉（臀肌）的活动时，很容易使股四头肌疲劳，同时给膝关节和下背部增加压力。

电子产品正在减少优质的家庭时间

你的孩子花在电子产品上的时间越长，他们与你沟通的时间就越少。这通常可能是一个问题，也可能不是问题，因为一些家长认为看孩子比赛和训练也属家庭时间。有一些人则认为随着孩子长大，优质的家庭时间的减少是合理的。

如果你正确指导青少年固定前倾的头部，这将大大提升他们的运动表现。请尝试以下方法：取站立姿势，让他们的下巴尽可能地靠近胸部，将手臂伸向两侧并上举过头顶（如果手臂是弯曲的则不能算数），再使两手的手掌靠拢，然后将手臂还原至身体两侧。重复4~5次。接下来，让他们把头部保持在中立位置，耳朵正好位于锁骨与肩胛骨连接处的正上方，并且执行相同的操作。他们应立即感觉做这个动作很容易，肩部的力学机制也有所不同。

如果他们有骨盆倾斜的情况，我会做另一项测试，即从侧面拍摄他们的照片。然后，我会重新调整他们的身体姿势，使他们的头部与肩保持一条直线后再拍一张照片。这样他们可以立即注意到他们的下背部比原来略微弯曲。

一旦青少年建立了这些认知，我会让他们想象一下，如果一切都恢复正常的话，他们可以投得更远或踢得更有力、更快、更有爆发力。将这种理念植入青少年的脑海中，他们就能意识到自己的姿势是不完美的，纠正姿势就可以发挥出一直被隐藏在身体中立状态下的潜在力量。这个理念非常有效地促使我的许多运动员认真对待自己的姿势，并积极纠正它。

问题不是他们的眼睛，而是他们的手机

在我开始与青少年合作时，当我获悉他们出现了莫名其妙的头痛（或最近已经戴上眼镜），我只需将我的手放在他们脖子后面的两侧就可以判断导致头痛的原因。如果我感觉触摸到两条实心"绳索"，那么青少年的头痛可能是由于头部前倾造成的。

低头时，斜方肌（呈三角形的肌肉，附着在颅底，并连接锁骨和肩胛骨连接处的皮下）会紧绷，而不是保持柔软和松弛。斜方肌紧绷时会产生一种疼痛转移，这种转移会越过颅顶并到达眼睛。

家长认为他们的孩子眼睛疲劳是因为离屏幕太近。事实上，如果他们的头回到力学对线上就能轻松地解决眼疲劳的问题。

本书讲的是最大限度地减少运动损伤并提升运动表现，也介绍了拥有足够多的优质家庭时间的正确方式，还包含了许多有助于提高青少年运动水平的策略。

青少年仍然是孩子，他们应该参加和享受休闲活动。但是，你与他们沟通的时间越少，你就越没有机会确保他们参加的是否是休闲活动，是否享受活动。

过度评估孩子的表现

在我小时候，我问我的父亲他给投手最好的建议是什么，

他说："前脚着地，手臂抬高。"

仅此而已。

没有任何多余的分析或过多的思考，如检查关节角度和力线，也没有提到全年的准备。不用担心暂时退出这项运动去从事另一项运动会失去自己的优势，也不用担心休息一段时间会失去自己的优势。这就是我们当时拥有的一切。

在当今科技飞速发展的世界中，运动员的每个动作细节都可以被仔细评估，如可以评估每个关节的角度，记录每次掷、踢和冲刺的速度等。所有这些评估都可以使他们成为优秀运动员，但是评估并不总是帮助他们做到最好。

过度评估让青少年的交感神经处于支配地位

在投掷、踢球或击球时，目标是将球送到它应该去的位置。当向前、向后或向左右移动时，目标是按照指示朝该方向移动。目标是简单的，或者至少应该是简单的。

过度分析青少年的动作会使他们产生焦虑，因为他们的身体每天都在发育，这要么不会对他们的表现产生明显的影响，要么导致他们完全失控。过度分析给青少年施加的额外压力会使许多人处于战斗或逃跑的模式，从而抑制其免疫系统，降低其快速愈合和抵抗感染的能力。

这也使得青少年更加关注失败。失败是体育运动的一部分。即使青少年的表现很好，但失败的概率还是比较高。孩子会在犯了一个错误后把错误级别调到第 n 级，却忘记了参与体育运动的初衷。他们把所有时间都花在了分析失败的原因上，而没有记住他们是因为喜欢才参与这项运动。

一切可能都毫无意义

技术训练能给那些已经训练了一段时间的青少年带来细微改变吗？如果用在那些基本发育完、协调性和平衡性都表现良好的大学水平或专业水平的运动员身上会怎样？绝对可以带来变化。但是在青少年运动员中，他们可能会因为过度训练、饮食不当和不良习惯而出现姿势问题。

即使青少年遵守本书中的每条规则，但在他们仍处于发展的早期或中期时就对其评估是不公平的。衡量青少年尚未完全获得的能力是毫无意义的。

过度评估使青少年忽略基础训练

曾经的球探会观察具有潜力的运动员的各个方面，一旦锁定目标就会让青少年签一份合同。随着时间的流逝，现在的球探是用仪器寻找天赋球员，然后观察其他细节，注重青少年的速度而不是准确性，注重他们每小时能跑多少千米而不是他们的具体动作。

有时，训练监控设备定义运动员的技术指标与医学中的生物指标没有什么不同。胆固醇含量很高，则有患心脏病的风险；身体质量指数（BMI）高，则体重超标了。但正如大多数人所知，数字有时候并不能说明所有问题。胆固醇虽然很高，但血压仍然很低；BMI 显示超重，但多余的体重可能是瘦体重。

同理，一名青少年可以投出一个速度为 153 千米 / 小时的球，并不一定意味着他是一名很好的投手。因此，通过一个技术指标来衡量青少年的能力而决定他们未来的道路或许是没有道理的。

青少年教练会执着于提高运动员的技术指标而忽视了基础

训练，他们会让青少年将所有的努力用在提高某一项技能上，而不将训练重点用在基本技术训练上。

评估可能夸大了孩子的表现

我希望家长在看到教练、职业球探对青少年进行评估时有一些考虑。

使用当今最先进的技术来评估青少年运动潜力的机构或专业人员不仅会评估青少年的运动能力，还会给青少年提供训练。也就是说，他们在一次 1000 元的测试基础上，"查明"你的孩子出现的问题之后会给你推销无数的课程和设备。

就像我之前说的，我觉得从一开始就评估低于大学水平的运动员的技能是不公平的。如果评估信息来自试图向你加价销售课程的人，那么信息可能会变得更加不可靠。你不仅会得到不需要的建议，而且还会收到错误的培训建议，这可能会给你的孩子带来伤害。

从事单一运动的时间比平均赛季更长

职业运动员的家长会付出高额的费用让自己的孩子参加擅长的运动项目，并尽力发挥自己的才能，延长职业生涯。具有讽刺意味的是，这似乎并不是大多数青少年运动员想要的。青少年在赛季结束后想要休息一段时间。

我的父亲在每个赛季后会把许多时间花在游泳上。他经常打高尔夫球、网球，甚至选一个篮球用来打马球，直到春训前的 3 个星期，他才开始打棒球。

赛季一结束，我的父亲就将手套放进他的衣橱。他可能会拿着球（实际上，他开车时经常会拿球做与棒球有关的训练，以使自己对这项运动保持关注），但是绝对不会投球。只有我缠着他玩一个接球游戏的时候他才会投球。

今天的青少年没有假期，没有休赛季，他们一直在"工作"。他们即使想请假，也会担心自己落后而放弃。那么，为什么今天的青少年没有听取老运动员的建议而休息一下呢？因为当今是一个商业体育时代。

滚雪球运动

家长们还记得为孩子在体育培训班报名的那天吗？你认为你的孩子对任何体育项目都感兴趣，在日历上写下每次练习和比赛的时间，给孩子的暑假做了相应的计划。

你可能看过你的孩子与其他的孩子打了20多场比赛。如果他们有好的表现，他们将被选入校队。教练告诉你，你的孩子具有巨大的潜力，并被"选拔"参加巡回赛，还会告诉你你的孩子必须与其他孩子进行对抗才会有进步。

你的孩子加入了你为其报名的俱乐部，跟着教练上课。你的想法很可能也是其他家长的想法："我的孩子在教练那里上课可以学到更多。"

你的孩子被鼓励接受额外的体能训练、运动表现筛查、"一对一"培训、个性化饮食方案以及利用某些设施进行与运动相关的基因测试，以揭示孩子真实的运动能力。所有的这些项目可以一次性支付或按课程付费。

现在，青少年的暑假就变成了全天学习。对于今天的许多青少年来说，虽然赛季结束但训练却不会停止。全年的训练使青少年精疲力竭,身体无法恢复正常。

专业螺旋式训练

很多家长认为他们的孩子将所有的时间都花在单一运动上是一种快速变得优秀的方法。你不要总是相信你所听到的。

长期从事单一运动会使你的孩子处于危险之中

根据一项大型临床研究发现,专门从事单一运动(即专门针对一项运动进行训练,每年进行超过 8 个月的训练)的青少年运动员发生应力性骨折和其他过度使用伤害的概率要高得多。8~18 岁的运动员每周花在有组织的体育活动中的时间是自由活动的 2 倍,尤其是专注于单一运动的运动员的受伤概率更大。

许多其他研究表明,参与高度专业化训练的青少年运动员的膝部和髋部更容易受伤,属于过度使用伤害。随着时间的流逝,他们会逐渐讨厌这项运动。在查阅了 21 年来有关专项训练的文献后,我得出的结论是尽管精英水平的技能发展需要一定程度的专项训练,但对于大多数体育运动而言,高强度的单一运动训练应推迟到青春期后期,这样才能将青少年的运动损伤、心理压力和厌倦感降至最低。

职业运动员并不只是从事单一运动

青少年全年坚持一项运动的现象似乎不会很快消失。根据 2017 年美国骨科医师学会(American Academy of Orthopaedic Surgeons)的一项研究发现,如今 45% 的高中运动员只专注于一项运动,并常年参加比赛。然而具有讽刺意味的是,同一项研究询问了 1700 多名职业运动员是否会让他们的孩子在童年或青春期只从事一项运动,只有 22% 的人的回答是肯定的。

据报道，美国全国大学体育协会（National Collegiate Athletic Association，NCAA）第一级别的男女运动员中，有88%的学生在小时候平均参加过2~3项运动。另一项研究发现，奥运选手在童年时期参加过除主运动项目之外的另外2项运动，要么是在参加主运动项目之前，要么是在参加主运动项目之后。许多专家承认极少有专门从事一项体育运动的青少年能成为精英运动员。

青少年从事单一运动使其活动显得单调

当青少年不参加运动时，他们应该享受生活，使身体处于平衡状态，这将使他们在预防运动损伤方面处于优势。没有一项运动可以使身体发育达到平衡，每种运动都需要不同的肌肉组合，这就不可避免地过度训练某些肌肉而忽略其他肌肉。

美国骨科运动医学学会（American Orthopaedic Society for Sports Medicine）对青少年棒球运动的研究显示，肌肉疲劳（尤其是核心肌群和腿部肌群）影响躯干旋转的时间，并且可能是每年青少年投手中肩部和肘部受伤人数增加的原因。

每个青少年都有自己的优势，无论是左脚还是右脚，是左手还是右手。大多数青少年都专注于通过反复进行各种功能性训练来加强自己的优势。

青少年坚持从事单一运动只会增加生理失衡的风险。青少年保持身体平衡可以改善姿势，增强力量和爆发力，最大限度地减少疲劳，防止受伤，发挥出个人的最佳水平。

过于迷恋机会

全年都有赛事给当今的青少年提供多种机会，这是数十年前没有的。教练和家长很难对机会说"不"，尤其是家长希望自己的孩子能充分发挥自己的潜力。但是，把孩子置于这些"机会"的危险之中也是家长应该反思的。

关于"精选"的真相

无论你的孩子从事的运动项目是什么，有些时候会有人来找你，坚持要求你的孩子加入"精选"团队。

这在我的父亲身上也发生过。当我还是一名高中生时，我的父亲突然接到一个陌生男人的电话，告诉父亲我被选入明尼苏达州的一支球队，加入该队将帮助我成为一名优秀球员。而我父亲要做的只是支付一小笔费用，大约3000美元。

我的父亲感谢了那个人，并告诉他我喜欢和小伙伴一起玩。但是，其他家长听到他们的孩子被星探发现，付费就获得了提高技能的"敲门砖"，就认为这是一个不可错过的机会。

无论你的孩子从事什么运动，"精选"团队的人的话几乎总是相同的："如果你的孩子没有和最优秀的孩子进行过比赛，也没有输过，你的孩子就不可能出类拔萃；如果你不让孩子参加，他的成长速度将不及队友。这种恐吓可能就能促成买卖，无论卖方的哪个方面赢得了你的信任，你都要知道加入"精选"团队不会免费，需要支付培训费用，还需要额外支付队服、旅行以及装备费用等。

加入"精选"团队也可能会浪费大量时间。我听到许多家长抱怨每个周末都要花钱让孩子参加比赛，而不是去参加家庭活动或将注意力集中在学习上。最重要的是没有给青少年足够的休息时间恢复身体。

你需要确认你的孩子是否真的被认为是佼佼者才被选中，因为组织"精选"团队的人总是需要聚集足够多的孩子才能获利。你在考虑让自己的孩子加入任何"精选"团队之前，请考虑以下因素：大多数情况下，你的孩子之所以被选中可能不是因为孩子有很大的潜力，而是你有让别人赚很多钱的潜力。

室内项目和精品设施展示

天气可能是你的孩子得到休息的一个因素，但是商业体育从不希望你的孩子休息。自从进入大型室内运动设施的时代，无论天气如何，青少年全年都可以接受高质量的训练。

大多数运动设施都加快了美国反运动表现金字塔训练的过程。目前，大多数教练倾向于将精力集中在提高技能上，而不是功能动作上，这是一个错误，这会导致青少年具有高能力，但发展欠佳且长期受伤。

不要把你的热情强加给孩子

我了解到 15 岁以下的孩子中，至少有 50% 的人是由家长将某项运动强加到其身上，而不是因为孩子真正喜欢这项运动。这是我作为一名医生在过去 17 年里观察各个级别和年龄段的运动员的经历得到的，也是我作为棒球教练上的 11,000 堂课，以及与无数家长和青少年一起工作时了解到的。

当我是一名教练时，大家都认为我适合这个角色。毕竟，我不仅是棒球运动员，还是传奇投手汤米·约翰的儿子。

但当他们真正了解我之后才明白我不仅会谈论棒球，还会谈论生活。我会问有关他们的活动、他们的节日，在棒球教练的不同层面上与他们进行沟通。有时，我们可能什么都不做，只是聊天，即使他们根本没有上过棒球课，他们也能兴奋起来。

我发现有很多家长完全不知道他们的孩子根本没上过棒球课，然而他们还是年复一年给孩子报名。还有一些家长知道自己的孩子不太擅长这项运动，但他们一直坚持认为这是对孩子最好的事情。

我想到青少年受伤加剧的原因可能是过度使用肌肉或过度劳累。青少年训练的时间远远超过了必要的时间，这将导致青少年要么受伤，要么失去对体育运动的兴趣。也许你的孩子在体育运动中挣扎并因此受伤的真正原因就像他们一开始就不想参加那样简单。

如何确认你的孩子有没有兴趣参加运动？唯一的方法是诚实地回答以下4个问题（注意：我并不是说你对所有问题回答"是"就意味着你的孩子正在从事一项其没有兴趣的运动）。

你的孩子参加运动是因为方便你自己吗？

在我上棒球课时，我通常会因为赚钱而感到内疚，因为我在一定时间内不像其他教练那样教孩子打棒球，尤其是9~12岁的孩子。当我向他们的家长表示我的歉意时，他们甚至没有惊讶，相反，他们只是点点头说："是的，我知道，但是你还能对他们做什么？"

我一直都弄不明白真正的原因是什么？也许家长只是需要别人在一定时间照顾孩子而给孩子报许多培训班。

虽然我不再教棒球课，但是我仍然与许多教其他运动项目的教练保持联系。甚至现在，当我问他们做得如何时，普遍的回答是"哦，我今天只是照顾孩子"。这项保姆服务的费用很贵，1 小时的私人授课费用平均在 75~100 美元。即使许多教练都充满激情地去教青少年，也会因为青少年根本对训练不感兴趣而感到沮丧。

有些家长让他们的孩子从事单一运动是为了让自己获得更多的时间，所以有的运动训练营只是将训练作为一项保姆式的服务。

多年来，我在与家长打交道中了解到，他们让孩子参加运动是因为他们可以拥有几小时的单独时间来专注于其他重要的事情。但是为了让自己有时间而让孩子参加运动会导致孩子因为过度训练而受伤。

洛约拉大学卫生系统（Loyola University Health System）的一项研究发现，高收入家庭的青少年不仅有可能专门从事单一运动，而且有可能遭受严重的过度使用伤害，如应力性骨折。研究人员认为，参与高度专业化的单一运动项目每年的花费达数千美元（如设备、交通和私人课程等的费用），有钱能给青少年提供更多机会让他们在单一运动中专门发展。

你的孩子参加运动是因为其他孩子都参加了吗？

没有人愿意看到自己的孩子落后，这就是大多数家长会观察别人在做什么的原因。从众的心态让家长给孩子报名参加了他们不关心的一系列体育运动，但他们还是愿意去，因为他们认为一开始就不能拒绝，或者因为他们的同学都是团队的一员。

有时候，孩子们可能纯粹出于社交需求而参与一项运动。如果是这样，那么他们参与体育运动完全没问题，因为体育本来就有扩大社交这个功能，让孩子们在一起经历成功和失败的过程中加深友谊。但是，如果社交活动的需求演变成每周上6堂课，并要参加各种类型的比赛就不一样了，这种情况可能会导致你的孩子发生运动损伤。

你的孩子参加运动仅仅是因为你喜欢吗？

你年轻时是否参加过相同的运动项目？或者你曾经希望自己参加？你的孩子是否只是因为想跟随你的脚步而对这项运动感兴趣？如果这些问题的答案是肯定的，那么是可以理解的。重要的是你要意识到你在多大程度上能影响你的孩子，或者他们是否在努力地取悦你。

我是职业棒球中优秀左撇子投手之一的儿子，你可能会认为我会被迫走与我父亲相同的道路。为了让父亲感到骄傲并不是我尽力打职业棒球的原因，我也从来没感受到父亲要我进入职业棒球大联盟的压力，因为参加体育运动是我自己的事。参与体育运动永远是我的选择，也应该永远是你的孩子的选择。

你的孩子参加运动是想成为职业运动员吗？

有梦想没有错。我永远不会说不要为了成为明星而努力，因为我花了很多年时间做同样的事情。你希望孩子参加体育运动是不是想从一笔大合同或代言中获得丰厚的回报？

我遗传了我父亲的基因和智慧。他是我效力过的球队教练，也是我的人生导师。但即便如此，我也没能进入职业棒球大联盟。你的孩子可能也没有机会。

尽管你对你的孩子抱有很大的期望，但要认识到机会很重要。根据美国全国大学体育协会（NCAA）的数据，截至2017年，美国各地有近800万学生参加了高中体育比赛，但作为NCAA

的运动员参加比赛的人数不超过 48 万。下表中是 NCAA 参赛者占所有高中参赛者的比例。

男性						
	高中参赛者	NCAA参赛者	NCAA参赛者占高中参赛者的比例	NCAA第一等级占高中参赛者的比例	NCAA第二等级占高中参赛者的比例	NCAA第三等级占高中参赛者的比例
棒球	488,815 人	34,554 人	7.1%	2.1%	2.2%	2.8%
篮球	546,428 人	18,684 人	3.4%	1.0%	1.0%	1.4%
越野赛	257,691 人	14,412 人	5.6%	1.9%	1.4%	2.3%
橄榄球	1,083,308 人	73,660 人	6.8%	2.6%	1.8%	2.4%
高尔夫球	146,677 人	8,676 人	5.9%	2.0%	1.7%	2.2%
冰球	35,155 人	4,102 人	11.7%	4.6%	0.5%	6.5%
长曲棍球	109,522 人	13,446 人	12.3%	2.9%	2.3%	7.1%
足球	440,322 人	24,803 人	5.6%	1.3%	1.5%	2.8%
游泳	133,470 人	9,455 人	7.1%	2.8%	1.1%	3.2%
网球	157,201 人	8,092 人	5.1%	1.7%	1.1%	2.4%
田径	591,133 人	28,334 人	4.8%	1.9%	1.2%	1.7%
排球	55,417 人	1,899 人	3.4%	0.7%	0.8%	1.9%
水球	21,857 人	1,014 人	4.6%	2.6%	0.7%	1.3%
摔跤	250,653 人	7,075 人	2.8%	1.0%	0.8%	1.0%

女性						
	高中参赛者	NCAA参赛者	NCAA参赛者占高中参赛者的比例	NCAA第一等级占高中参赛者的比例	NCAA第二等级占高中参赛者的比例	NCAA第三等级占高中参赛者的比例
棒球	429,380人	16,593人	3.9%	1.2%	1.1%	1.6%
越野赛	222,516人	15,958人	7.2%	2.7%	1.8%	2.7%
曲棍球	59,793人	6,032人	10.1%	3.0%	1.2%	5.8%
高尔夫球	74,762人	5,293人	7.1%	2.9%	2.1%	2.1%
冰球	9,514人	2,289人	24.1%	9.0%	1.0%	14.0%
长曲棍球	88,050人	11,375人	12.9%	3.8%	2.6%	6.5%
足球	381,529人	27,358人	7.2%	2.4%	1.9%	2.9%
垒球	366,685人	19,680人	5.4%	1.6%	1.6%	2.1%
游泳	166,747人	12,356人	7.4%	3.3%	1.1%	3.0%
网球	183,800人	8,933人	4.9%	1.6%	1.1%	2.2%
田径	485,969人	29,048人	6.0%	2.7%	1.5%	1.8%
排球	436,309人	17,119人	3.9%	1.2%	1.1%	1.6%
水球	20,230人	1,136人	5.6%	3.3%	1.0%	1.3%

从下页表中的数据可以知道，即使青少年成为NCAA运动员，每个运动项目中也只有少数人能继续从事职业比赛或参加奥林匹克级别的比赛。

	报名 NCAA 选拔的人	接近选拔资格的人	参与选拔的人	被 NCAA 选中的人	NCAA 运动员成为职业运动员的比例
棒球	34,554 人	7,679 人	1,206	695	9.1%
男子篮球	18,684 人	4,152 人	60	44	1.1%
女子篮球	16,593 人	3,687 人	36	35	0.9%
橄榄球	73,660 人	16,369 人	253	251	1.5%
男子冰球	4,102 人	912 人	211	51	5.6%
男子足球	24,803 人	5,512 人	81	75	1.4%

数据来源：美国国家橄榄球联盟（NFL）、美国职业篮球联赛（NBA）、美国国家女子篮球联盟（WNBA）、美国职业棒球大联盟（MLB）、美国国家冰球联盟（NHL）和美国职业足球大联盟（MLS）的选秀数据。

现实并没有阻止商业体育说服家长购买"梦想"，但是成为职业运动员的压力可能会影响你的孩子。肯特大学（University of Kent）的研究人员发现，家长对青少年施加要求他们变得完美的压力使得青少年们有可能使用违禁药物来提升运动表现。

如果他们从事职业体育，那么你可能会影响他们从事其他职业的能力。海法大学（University of Haifa）的一项研究发现，当询问 7~12 年级青少年的家长是否愿意让他们的孩子放弃学科考试而参加一项重要的比赛时，75％的人表示同意。如果你希望你的孩子未来能得到一份职业大合同，那么你现在可能会阻止你的孩子接受学科教育。

第六章

如何培养一个健康的人

如果你和你的青少年运动员都反对我在第五章中提到的内容，那么我建议你们再仔细反思。如果你已经知道需要处理的问题，下一步就是用一种既可行又实用的方式来解决。以下措施可以帮助你培养一个健康的孩子。

限制孩子使用电子产品

我没有孩子，所以有一些人会质疑我为什么要限制孩子使用电子产品，但我认为这就是我的优势。

我在工作中（包括我之前的学校），我与数百个家庭合作过，了解了许多有孩子参与体育运动的家庭的一些情况。那些活跃、开放的家庭都限制孩子使用电子产品。更令人惊讶的是，在很多情况下，孩子们使用电子产品的时间少，受到的运动损伤也较少。我把这种情况归因于青少年较少地使用电子产品可以使他们的身体不受交感神经支配而不断康复，他们有更多的时间与家长沟通以减少自己参与（或过度参与）

运动的困惑。花更少的时间在电子产品上可以从青少年的个性和表现上看出来。

然而，家长与电子产品竞争很困难。我挑选了一些我见过的最有趣的让孩子少玩电子产品的技巧，这些技巧都是多年来家长们采用且取得成功的。家长们相信这些技巧能够扭转电子产品对孩子运动生涯的影响。

告诉孩子电子产品会使他们精疲力竭

告诉孩子不能做某件事反而会让他们更想做这件事。当你要求孩子较少使用电子产品时也会遇到同样的问题。聪明的家长所使用的技巧是让他们的孩子正确地认识到过多使用电子产品会影响他们的运动表现。

在限制孩子使用电子产品之前，这些家长会选择一个没有比赛或考试但有训练的一周，让孩子在前半周使用电子产品的时间翻倍，在后半周使用电子产品的时间减半。

他们每天都会询问孩子的身体和精神状况，尤其是在训练前、训练中和训练后，是感觉更累还是更有活力？某些肌肉是酸痛加重、减轻还是根本不痛？练习或者掌握某项技能是有点困难还是比预期容易？

之所以说这种方法是家长们最常用的策略是因为你不可能每时每刻都监视你的孩子。让孩子减少使用电子产品的时间后确实能够看到一个积极效果，那就是能提高他们的运动表现。当你不在孩子身边时，他们自己就会重新思考他们在业余时间应该减少使用电子产品的时间。

让电子产品成为一种奖励

大多数聪明的家长会将电子产品作为一种奖励。

如果孩子们已经有了任务清单，那么就做一个表格，当他们完成任务时就能赚取一定的使用电子产品的时间。如果他们没有完成任务，那么时间就用来完成家庭作业或者任何应该在孩子生活中优先考虑的事情。我唯一不会用他们在比赛中的表现来赚取时间，因为这不仅会给他们带来不必要的压力，而且还会适得其反，因为这两者本质上就是矛盾的。如果较少使用电子产品能让他们成为优秀的运动员，那么你就是在用一个对他们的表现产生负面影响的事情来奖励他们的运动能力。

设定使用时限并严格执行

使用电子产品多长时间才是最合适的呢？这取决于你的家庭。根据媒体最新的人口普查报告显示，10~12岁的青少年平均每天花在电子产品上的时间约为6小时，具体为看视频2小时26分钟、玩电子游戏1小时19分钟、听音乐51分钟、阅读29分钟、使用社交媒体16分钟。

12岁以上的青少年平均每天花在电子产品上的时间接近9小时，比实际的睡眠时间还多，具体为看视频2小时38分钟、听音乐1小时54分钟、玩电子游戏1小时21分钟、使用社交媒体1小时11分钟、阅读28分钟。

在我看来，花在电子产品上的时间越少越好。一个合适的时间可能是普查报告中被媒体认为是"轻用户"的水平，即对10~12岁的青少年来说，每天花在电子产品的适宜时间大约为2小时16分钟，12岁以上的青少年每天花在电子产品的适宜时间为 3 小时 40 分钟。

改变使用电子产品时的姿势

青少年较少使用电子产品会降低交感神经支配的频率，这样会使免疫系统在通常情况下能保持一个更高的水平。但我也推荐一个方法来帮助青少年减少电子产品带来的负面影响，那就是尽量站着或趴着使用电子产品。（使用手机、平板电脑和PC机都是如此。）

这种方法之所以可行，有两个原因：第一，两种姿势与坐在沙发上或蜷缩在某个地方相比，舒适程度会比较低。因此，他们可能倾向于花更少的时间在电子产品上。第二，这种方式可以修复他们身体已经存在的一些损伤。

站立使用

肩部应该向后仰而不是前倾，臀部肌肉和腹部肌肉应该收紧，眼睛要与屏幕齐平。发短信的时候也应如此。这意味着他们必须把手机放在与眼睛齐平的地方而不是放在胸前。

俯卧使用

让你的孩子趴着，抬起头，肘部弯曲以支撑躯干（在肘部垫一个枕头，会舒服一些），可以用手托着下巴。

这种姿势有助于恢复下背部的弯曲度，加强竖脊肌（位于脊柱两侧的肌肉）的力量来改善青少年因经常使用电子产品造成的姿势不正确的问题。

有一些家长质疑这种姿势的效果。相信我，肌肉在这种姿势中一直在运动。如果电子产品已经给你的孩子造成了伤害，那么让你的孩子尽可能多地保持俯卧姿势，这将会对孩子的姿势产生巨大的影响。

孩子在高中之前不要使用智能手机

我得承认第一次听到青少年在高中之后才有智能手机时也很震惊。然而，当我在一个直到孩子上高中才给孩子智能手机的家长面前表现出惊讶之情时，他的孩子都看着我说："高中之前当然不能用。我之所以要这么做，是因为我很想成为一名优秀的运动员，而智能手机只会阻碍我。"他们只使用功能有限的手机(只有打电话或发短信的功能)。多亏了他们的家长，这些孩子不仅在运动上出类拔萃，而且还把功能有限的手机作为一种方法介绍给大家。

他们把手机看作是纯粹的通讯工具，而不是娱乐来源。一些人已经意识到了智能手机有造成不正确姿势的危险，而且暗自庆幸自己的大部分竞争对手都被电子产品束缚。

我现在相信青少年使用功能有限的手机可以减少不必要的观看屏幕的时间，从而减少运动损伤，取得优异的体育成绩。如果你的孩子准备使用这种方法，则问问你的孩子是否想在比赛中获得优势，是否愿意接受因长时间玩手机而使动作受到负面影响的事实。

选择权在孩子手上，如果他犹豫不决，你可以提醒他竞争对手使用最新的电子产品是如何降低竞争力的。对手使用最新的电子产品后在退步，而他却在不断进步。

每周都要观察你的孩子

单一运动对青少年来说是否危险因人而异。如果你的孩子经常受伤、情绪低落、长期受到与运动相关疾病（如疲劳或疼痛）的困扰，或者学业受挫，那么你可能需要重新考虑他的训练时间和从事的运动项目。

你的孩子现在没有遭受运动损伤并不意味着他以后不会。如果你只注意那些明显的危险信号，就不会留意那些不明显的信号，而这些不明显的信号可能会让他忘记参与此项运动的目的。每隔几周，你应该做以下事情。

第一，坦诚地与孩子谈心

你多久会与孩子进行一次坦诚的谈话？这种谈话能持续多久？如果持续时间很短或者根本没有，那么你怎么能确定你的孩子在一开始就想参加此项运动呢？或者他们参加此项运动是否有正当理由？问你的孩子以下几个问题。

"你是因为无聊还是因为友谊才去的？" 在我做教练的时候，超过一半的孩子都很享受一种体验，即他们不会被棒球吸引，而是被他们所做的事情吸引。如果你的孩子是因为无聊才去的，那你就去探索一些孩子感兴趣且可以培养社交能力和团队合作能力的非体育活动。这不仅会让他们的身体有更多的时间恢复，还会让他们发展成为一个更全面的个体。

"你这么做是为了让我感到骄傲吗？" 孩子都希望父母为他们而感到骄傲，他们的回答可能不直接，但是你可以从他们的回答中找到一些线索，知道他们这样做到底是为了自己还是为了你。如果是后者，最好的方法就是告诉孩子你为他们的努力和热情感到骄傲，但如果他们把精力和热情投入他们真正关心的事情上而不是他们认为你关心的事情上，你会感到更加幸福。

"你是否感到不堪重负？"这个问题的答案很可能是肯定的。但不管他们对参与的运动多么投入，还是问问他们需要完成的任务，还有他们想放弃的事情。

第二，观察他们没有与你分享的细节

你的孩子从你、教练或者朋友那里吸收了不少经验而不愿意说出来，这时候你要在场内外密切关注他们，以发现他们拒绝承认的事实。

他们是否经常触摸或者擦拭某个特定的部位？如果是的话，这可能是由于过度训练导致的持续性疼痛或酸痛的来源，需要进一步检查。

他们是欣喜若狂还是毫无热情？许多和我合作过的家长会认为他们的孩子没有热情。他们还只是个孩子，还不会表达自己的情感。所以，你要注意他们的行为举止。如果他们真的热爱自己所参与的运动，那么他们在运动场上就会将这种热情表现在脸上，如果没有，这可能意味着他们对此项运动不感兴趣。

他们是否在他们空闲的时候进行运动？大多数人都会花一些业余时间做自己喜欢做的事情。如果你的孩子与你讨论参加的运动仅仅是在你带他们去上课或比赛的时候，其余时间从来不主动讨论，那么他们可能对此项运动不感兴趣。

第三，从自己身上找问题

一些因自己的孩子而感到自豪的家长坚信孩子一定会有优异的表现。如果这种自豪感驱使你让孩子每天几乎 24 小时都参加训练以提高技能，那么你对他们的期望可能弊大于利。我希望你通过以下方式进行反思。

与成年家庭成员或好友交谈。 问问亲密的朋友或家人，他们是否认为你对孩子太苛刻了。如果你真的如此，别人会比你更清楚你的行为。

认真回味自己说出的话。 你是否经常赞扬孩子在运动中的表现，而很少赞扬他在其他方面的表现？如果你的自豪感大多只产生于你的孩子参加比赛或训练时，那就会让他觉得你体验这种自豪感的唯一方式就是他全年参与比赛或训练。这就会导致你的孩子训练过度，给自己很大压力。所以，你要确保自己的想法能保持平衡，尤其要考虑到与体育运动无关的事情。

看看你给孩子的日程安排。 你是不是经常让你的孩子去参加很多比赛？这一切是因为你想要把更多的时间留给自己吗？如果是这样的话，你对时间的需求可能会让孩子的压力增大。相反，你应该找一种不同的方式来安排你的生活，或者给孩子安排一种非体育活动让你的孩子有时间休息。

承认这是你真正的社交时间。 看到父母在场边为自己加油是每个孩子的梦想。如果你的孩子在每一场比赛或训练中都是和朋友们一起度过的快乐时光，那么这可能间接地增加了他们参与某项运动的热情，而且也能让你保持正常社交。

孩子在上高中之前每年参加单一运动的时间最多6个月

每个孩子参与的运动项目都不一样，我不知道你的孩子参与了什么运动。专门从事单一运动的定义是每年参与训练的时间有 8 个月或更久。这个时间是越来越多的青少年由于过度训练而发生运动损伤的时间。把青少年参与单一运动的时间缩短到合理时间的最佳方法如下。

在赛季开始时开始，在赛季结束时停止

这是我给高中以下的青少年的第一条经验法则。一旦比赛结束，要么从事另外一项运动（我将在后面解释这么做的好处），要么继续进行基础练习。

家长试图让孩子在赛季中同时参加两支球队。这是绝对不行的。相反，在赛季期间，如果孩子想和他们的朋友在非团队组织的环境下玩耍，那就让他们去吧。例如，棒球比赛一般在 2 月（或 3 月）~7 月（或 8 月），青少年在这段时间内应该训练和比赛。赛季若提前结束，他们想在这 6 个月结束之前再参加一些小型比赛也没问题，但之后应该结束一切训练。

对私教课程说"不"

我曾经销售了 11，000 节课程。正是这些课程让我意识到青少年参与太多课程的后果。

如果青少年还没有完全掌握基本技能，那么他们不适合上私教课。即使他们通过常规练习学会了基本技能，但身体需要发育才能更好地发挥基本技能，这种表现直到高中中后期（大约 16 岁或以上）才开始出现。此时，私教课程才会有帮助。

如果你一定要坚持让孩子去上私教课，而你又在关注汤米·约翰解决方案，那么应至少在私教课程上减量。我的建议是让他们在赛季期间每周只上 30~60 分钟的私教课，不再上其

他课程，这样他们的身体就有足够的时间恢复。

避免参加室内训练和使用体育器械训练

我这么说的原因很简单。一般来说，私教课在休赛期更有吸引力，因为它们在休赛期更可行。毕竟，在赛季期间，青少年可能忙于他们所参与的运动，而不能参与其他活动。

如果你想让他们参加室内训练，在赛季内参与即可。休赛期应让他们的身体恢复，为下一个赛季做好准备，这并不会导致他们落后。

寻找其他方法来让你的孩子保持活力

我建议青少年每年休息一段时间，但并不意味着他们一点儿都不运动。事实上，他们的身体会因为运动而受益。有很多方法可以让他们在保持运动的同时减少过度使用伤害，从而使他们成为一个高效率的运动员。

去参加另一项运动

美国全国大学体育协会第一级别联赛中 88% 的男女运动员在他们小时候平均参加过至少 2~3 项运动，所以，让你的孩子在休赛期参加不同的运动。如果他们想要专门从事单一运动，应该等到他们高中后期再选择。

要我给你提供一个关于运动量的完美方案是不可能的，因为每个青少年都是独一无二的。但通过这本书，当你的孩子开始改掉某些不良习惯并养成更健康的新习惯时，你会更容易找到合适的训练方案。

我希望青少年多参加几项运动（每项运动会使用不同的肌肉，这将有助于青少年进行身体恢复）的一个原因就是他们可能会找到另一项他们更喜欢的运动，这将使他们更好地了解不同的运动项目对身体功能的影响是不同的。

在毫无压力的情况下玩耍

许多专家认为，青少年参加有组织运动的时间不应该超过参加无组织运动的时间的 2 倍，这是有充分证据的。洛约拉大学（Loyola University）的一项医学研究表明，青少年更多地因为喜欢而参加运动 (如参加临时比赛) 往往能避免运动损伤。

参加非体育类的青少年组织

我在本书前面的章节中解释了体育的益处，如体育可以帮助你的孩子成长为一个更全面的人。但我也看到了相反的情况，尤其是青少年的个性方面。

我和孩子们一起做各种各样的运动，当我们做他们喜欢的运动时，他们就会很兴奋。但如果我换个项目，他们中的一些人就会昏昏欲睡，特别是那些全年只专注于单一运动的青少年，这部分青少年只专注于自己感兴趣的特定领域，而在其他领域，即使是最基础的活动，他们也无法参与讨论。

你可以在某些退役的职业运动员身上看到这种现象。即使他们在职业生涯中成功地避免了受伤，而由于他们"把所有的鸡蛋都放在一个篮子里"，不会在小时候有较多其他的运动经历，他们可能会长期受这种经历影响。

明智的家长会让他们的孩子参加各种组织，如美国童子军、美国女童军、美国初级救生员、4-H 教育，以及其他在美国全国或当地知名的教授团队建设、建立信心和提高生存技能的俱乐部，这些活动的主旨是教育，不会使青少年感到疲劳。

从一个完全不同的角度享受运动

青少年如果对他们所从事的运动充满热情，一旦要求他们停下来休息，他们不仅会感到不习惯，而且可能会生气。有一些青少年对在冬季和休赛期参加不必要的课程或者参与室内课程会感到恐惧、愤怒或焦虑。

在休赛期，有几种方法可以让青少年的身体、心理和精神得到持续的发展。

用图书替换训练课

青少年拥有帮助他们在运动和生活中走得很远的工具，那就是他们的思想。阅读与他们参与的运动无关的书籍可以让他们对还没有接触过的运动或比赛有不同的理解。

让青少年阅读一些适合他们的书。我建议家长远离那些侧重于技巧和技能的书籍，而让孩子们阅读那些关于体育史上的决定性时刻或者关于体育运动中值得纪念的运动员的书籍。他们读到的内容能让他们对其中的运动项目保持热情。

参加体育夏令营或冬令营

如果你的孩子一年中花了很多时间参加夏令营或冬令营，这些时间和金钱可以得到更好的利用。事实上，夏令营或冬令营可以用来旅行，让你的孩子以非竞争的方式享受自己参加的运动，让他们的身体得到休息的同时心理也得到发展。

我不知道你的孩子参加的是什么运动，而且每个孩子都是独立的个体，所以我很难推荐能吸引你的孩子的地方。尽管如此，我还是给家长提出以下建议：

- 去孩子最喜欢的运动员的家乡旅行。

- 每年参观不同的体育场。

- 一定要去专门为他们参加的运动建的博物馆或设施，如位于纽约库珀斯敦（Cooperstown, New York）的棒球名人堂和博物馆、位于科罗拉多州丹佛市（Denver, Colorado）的国家棒球场博物馆、位于俄克拉何马州俄克拉何马城（Oklahoma City, Oklahoma）的美国国家业余垒球名人堂、位于俄亥俄州坎顿市（Canton, Ohio）的职业足球名人堂、位于加拿大安大略省多伦多市（Toronto, Ontario, Canada）的曲棍球名人堂、位于明尼苏达埃弗莱斯（Eveleth, Minnesota）的美国冰球名人堂、位于佛罗里达州劳德代尔堡（Fort Lauderdale, Florida）的国际游泳名人堂和博物馆、位于俄克拉何马州斯蒂尔沃特（Stillwater, Oklahoma）的美国国家摔跤名人堂和博物馆、位于英国曼彻斯特（Manchester, England）的国家足球博物馆、位于马萨诸塞州斯普林菲尔德（Springfield, Massachusetts）的篮球名人堂。

正确的做法

保证孩子有一个休赛期：如果你的孩子一年中参加了数个运动项目，一定要合理安排，这样一年中就有3~4个月的休息时间。

详细了解孩子的教练：如果你是送孩子去训练的人，你就要详细了解给你的孩子上课的教练。除了和你的孩子以及其他家长交谈，你还可以在网上查看其他人对教练的评价。

保持一个正确的态度：尽管你会为孩子的成功感到自豪，但你对他们胜利的关注度越少，他们就越享受这项运动，这样就能让他们保持一个正确的态度，减小过度疲劳的可能性。

有正确的训练和休息的时间比例：一些专家认为，如果可能的话，青少年每周参加体育活动的时长不应该超过他们的年龄。

汤米·约翰解决方案反思简化清单

1.尽可能少地使用电子产品，因为：

- 这会抑制青少年的免疫系统。
- 这会使青少年的意识变弱。
- 这会使某些肌肉产生功能障碍。
- 这会破坏青少年的生物力学。
- 这会减少优质的家庭时间。

2.永远不要过度评估孩子的表现，因为：

- 这会使青少年的交感神经处于支配地位。

- 这一切可能都毫无意义。

- 这会让青少年忽略基础训练。

- 可能是销售人员为了卖给你其他的课程而夸大了孩子的表现。

3.不要让你的孩子参加单一运动的时长超过一个普通赛季，因为：

- 这让青少年处于危险之中。

- 大多数职业选手都不会这么做。

- 这让青少年的活动显得单调。

4.避免被商家提供的课程或活动过度吸引，例如：

- 参加选拔赛、冬令营和夏令营。

- 室内项目。

- 精英陈列设施。

5.不要把热情强加给你的孩子，问问自己：

- 你的孩子参加体育运动是因为方便你自己吗？

- 你的孩子参加体育运动是因为其他的孩子都参加了吗？

- 你的孩子参加体育运动仅仅是因为你喜欢吗？

- 你的孩子参加体育运动是想成为职业运动员吗？

6.限制孩子使用电子产品的方法

- 将电子产品与使他们疲惫不堪的现象联系起来。

- 让电子产品作为他们的奖励。

• 设定使用电子产品的时限并严格执行：10~12 岁的青少年，每天最多使用 2 小时 16 分钟。12 岁以上的青少年，每天最多使用 3 小时 40 分钟。

• 当他们使用电子产品时，让他们保持正确的姿势。

站立位时：肩部应该向后仰而不是前倾，核心肌肉应该收紧，无论他们做什么，眼睛要与屏幕平齐，即使是在发短信的时候。

俯卧位时：让他们趴着，抬起头，肘部弯曲以支撑躯干，可以用手托着下巴。

7. 高中之前不要使用智能手机

8. 每周都要观察你的孩子

第一，坦诚地与你的孩子谈心并问他们：

• 你是因为无聊还是因为友谊参加体育活动的？

• 你这么做是为了让我感到骄傲吗？

• 你是否感到不堪重负？

第二，观察他们没有与你分享的细节：

• 他们是否经常触摸或者擦拭某个特定的部位？

• 他们是欣喜若狂还是毫无热情？

• 他们是否在空闲的时候进行运动？

第三，从自己身上找问题。

• 与成年的家庭成员或好友交谈。

• 认真回味自己说的话。

• 看看你给孩子的日程安排。

• 承认你的孩子参加训练的时间就是你的社交时间。

9. 孩子在高中之前每年参加单一运动的时长最多 6 个月

- 在赛季开始时开始，在赛季结束时停止。
- 对私教课程说"不"。
- 避免参加室内训练和使用体育器械训练。

10. 寻找其他方法来让你的孩子保持活力

- 让他们参加另一项运动。
- 让他们在毫无压力的情况下玩耍。
- 让他们加入非体育类的青少年组织。

11. 从一个完全不同的角度来享受运动

- 用图书替换训练课。
- 赛季期间用旅行代替比赛。
- 去他们最喜欢的运动员的家乡旅行。
- 尝试每年参观不同的体育场。
- 一定要去专门为他们参加的运动而建的博物馆。

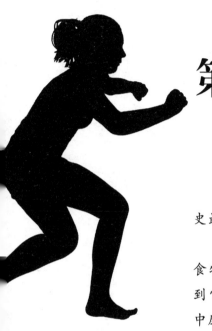

第二步
补 充

　　如今，青少年的营养水平处于历史最低。

　　如果某些营养素不能通过正确的食物来提供，身体就永远无法恢复到它需要的状态，无法从运动损伤中康复。

第七章

补充有意义的能量

我以前教棒球课的时候，我会让每个孩子从简单地挥 30 次球棒开始。然而，仅仅 30 次挥棒，我就经常看到一些青少年精疲力竭，这是我一开始完全没想到的。

要弄清楚他们为什么这么快就精疲力竭，只需要问他们一个简单的问题："你今天吃了什么？"

根据每个青少年的回答，我不会让他们去练习接球，在 1 小时的训练中折磨自己，而是与他们一起吃个早餐。严重的时候，我会限制他们当天的活动，甚至把他们送回家。

我这样做是因为青少年在营养不良的情况下训练是在浪费我和他们的时间。即使我有一些训练计划，我也不能让他们去做，因为他们没有精力去做基础的训练，更不用说任何具体的进阶训练了。如果他们事先没有摄入合理的食物，那么他们进行的任何训练或上的任何课程都不能帮助他们达到目标。

没有坚实的营养基础，他们在各个方面的表现就会受到影响，从他们的速度、集中注意力的时间和记忆我所教的知识的能力就能看出来。除此之外，缺乏营养素还会极大地影响青少年在训练结束后身体恢复的效率。

任何锻炼（包括每次训练）主要是对孩子的身体进行"可控的损伤"以增强其身体素质。基于身体发展的需求，青少年需要的不仅仅是食物，而是正确的食物，这样才能应对"可控的损伤"，他们的身体才能继续生长和发育。

当你的孩子步入赛场、球场或体育馆时，由于没有吃饱或吃了错误的食物，他们的身体就会出现营养不良，以一种持续的分解代谢状态参与运动。在艰苦的训练后，他们的身体没有足够的营养来促进肌肉的修复和生长，在下一次的训练中只能通过破坏肌肉组织以获得需要的营养。

一个坏消息是如今大多数青少年都处于慢性分解代谢状态，这阻止了他们的身体发挥出真正的潜能，从而增加了受伤的风险。一个好消息是这种状态可以通过吃一些食物来调整。如果你有一个开放的心态，就很容易帮助你的孩子避免训练造成的伤害，提升他们在各个方面的表现。

为什么营养很重要却被忽视了

众所周知，美国人的饮食习惯让青少年吃得过多，却营养不良、饮水严重不足。根据美国健康、运动与营养总统委员会（President's Council on Fitness, Sports & Nutrition）的数据，自20世纪70年代初以来，6~11岁的肥胖儿童增加了4倍，12~19岁的肥胖青少年增加了3倍。

虽然营养素是整个计划中最重要的部分，但是当我第一次向家长介绍营养素的重要性时，他们并不是立即就接受。

那些"不惜一切代价"的家长会毫不犹豫地给孩子购买额外的课程、在休赛期增加训练和使用顶级设备，但要求他们培养孩子良好的饮食习惯时，他们突然就沉默了。

许多家长简单地认为他们的孩子足够活跃就行了，虽然他们的孩子在训练时消耗了大量的能量，但是目前没有超重问题，则没有必要把注意力放在营养上。

说实话，你的孩子在运动训练后回到家时感到精疲力竭，这很可能是由于营养不良、睡眠不足和不良的生活习惯造成的，而不是因为一次运动训练造成的。事实上，青少年的运动量并不像人们认为的那么多。

最近圣地亚哥州立大学和加尼福尼亚大学圣地亚哥分校进行的一项研究发现，在所有参加有组织的体育活动的孩子中，只有 1/4 的孩子在团队训练期间达到了政府建议的运动量（每天 60 分钟中等强度到高强度的体育活动）。事实证明，他们大部分的时间都是在不活动的状态下度过的，因为他们总是在听老师讲课和排队练习。

即使家长承认他们的孩子的运动量可能没有他们想象的那么大，让他们改变孩子的饮食仍然是一件难事。

为什么家长不重视孩子的营养呢？为什么他们难以接受让孩子选择正确的食物，以帮助孩子发挥出潜能和快速恢复身体的建议呢？

在与数百位家长合作后，我发现这一切都可以归结为 3 个不同的原因。

原因1：方便为王

如今，我们可以轻易获得食物，但是我们的孩子依然存在营养不良的情况，这并不是因为他们无法获得食物，而是因为他们缺乏身体所需要的食物。

根据《美国国家健康和营养检查调查》的数据，2~18岁的儿童和青少年平均每天摄入的总能量中有40%来自无营养的热量（热量来自完全不含任何营养成分的食物）。而50%的无营养热量来源于苏打水、水果饮料、乳制品甜点、谷物甜点和全脂牛奶。

几十年前，人们一想到学校里的苏打水、商业连锁店食品和其他预先包装好的不健康食品就会觉得荒唐可笑，而现在，许多学校销售这些食品已经成为一种常态，这使得今天的孩子们比以往任何时候都更容易受到学校所提供的食物的支配。

原因2：害怕谈论饮食话题

近年来，在孩子身上使用"饮食"这个词已经变得不正确了。有很多家长私下向我表示他们非常害怕与孩子一起谈论"如何吃饭"这个话题。大多数人认为如今学校的饮食可能会导致他们的孩子今后出现饮食失调或其他问题。

我能理解家长们的这种心态。许多家长不敢和孩子讨论营养问题是由于害怕指出孩子的选择而潜在地阻止他们获得身体发育和身体恢复所需的营养素。

原因3：由谁负责孩子们的营养还不明确

为什么青少年的营养是一个经常被忽视的问题，我认为最大的可能是一旦家长承认它的重要性，那么由谁对这个问题负责还不明确。

对一些家长来说，从运动的角度关注孩子的饮食可能会让他们不知所措。我也明白这一点。他们的精力已经被孩子的学习和训练消耗完了，如带孩子参加每次训练、实施家庭计划、在看台上成为孩子最大的粉丝团。但对于其他家长来说，我认为是他们不愿接受，因为他们认为关注孩子的营养需要付出很多，担心自己需要以身作则而吃自己不愿意吃的东西，担心自己因营养知识匮乏而出错，担心自己做了营养餐后孩子不吃，等等。

无论你有什么借口，你只要知道汤米·约翰解决方案中的补充部分可以帮助你。

补充比你想象的要容易。我的建议不是要家长准备一些需要花很多时间做的复杂饮食，只是提醒家长注意一些青少年需要的营养物质，以及应该让青少年远离的食物。

补充比预期更美味。在我推荐的食物中有一些是对你的孩子的身体恢复有帮助的。在很多情况下，他们喜欢吃一些食物（如培根和鸡蛋）但又不敢吃，因为他们认为这些食物会对他们的整体表现产生不利影响。

方式正确会让孩子更容易接受。一些家长告诉我，他们的孩子拒绝吃某些健康的食物，我相信前 12 次可能是真的。但是到了第 13 次时，如果家里就只有这些正确的食物了，也就是说家长做晚餐时只准备这些食物，你就会惊讶于孩子的接受能力。

要真正掌握本部分介绍的补充技巧，你需要让你的孩子认识到他们在饮食方式和食物选择上的细微变化能给他们带来不同的感觉和表现。这很简单，只要提醒他们：

• 他们在数学测试中表现如此出色要归功于他们早餐时吃的那片牛油果，这使得他们摄入了有益于大脑的健康脂肪。

• 他们在训练中跳得更高是因为他们在午餐时吃了富含镁的绿叶沙拉。镁是一种对肌肉恢复起主要作用的关键营养素，已被证明能使排球运动员的垂直跳跃高度增加 3 厘米。

即使那片牛油果可能不是数学考试成功的主要催化剂，那盘沙拉并不是让他们发挥得更好的唯一因素，家长也要养成一种习惯，即把他们吃的东西与他们生活中的各个方面的表现联系起来。一旦你的孩子开始看到食物和其功能之间的联系，让他们在没有你监督的情况下吃得更健康将变得容易得多。

在开始之前先等等

在汤米·约翰解决方案的 4 个步骤中，我希望你在使用"反思""重构""恢复"部分至少一个月之前不要使用"补充"部分。

你是不是对整整一个月的时间感到吃惊？你可能会质问我已经花了很多篇幅来解释"补充"是汤米·约翰解决方案中最重要的组成部分，为什么不能现在就开始为了你的孩子做出这些改变。

你可以。许多像我这样致力于运动员表现和健康的人，第一天就会要求青少年立即开始实施某种饮食计划或者要求他们记录每天的饮食。我发现和我合作的青少年在突然被要求执行一个严格的饮食计划时会产生一种由交感神经支配的"战或逃反应"①，只是这一次它是围绕食物产生的。

就像运动本身不应该成为青少年生活中的压力一样，他们也不应该有饮食压力。毕竟，这与计算能量无关，而是为了确保他们摄入的任何能量都是有意义的。这不是关于减脂，而是关于在运动过程中损失和需要补充的营养素。

当青少年走进我的办公室时，我会关注他们所做的每件事，从他们来找我的原因到发现他们的功能障碍，再到我们如何通过正确的训练和生活习惯纠正这些功能障碍。但是我并没有从一开始就对他们提出一些难以实现的营养计划，从来没有在第一天就要求他们对饮食做出改变。

我所做的只是解释什么营养素是重要的（所有这些我将在本章与你分享），提供一些他们可以自己研究的资料，要求他们把自己的研究结果列出来。然后，我提出一些建议，如他们可能需要增加优质蛋白质或健康脂肪的摄入量。但我总是概括地说，从不涉及具体的内容。

我这样做的原因只有一个，那就是怎么吃并没有一套固定的模板，这可能与许多饮食和生活方式规划机构告诉你的相反。走进我办公室的每个人都是不同的，我希望每个人都能养成自己的饮食习惯。

但有些事是我意想不到的。有一些青少年在汤米·约翰解决方案取得进展时会在我提出第一个饮食建议之前就来找我，他们想把自己的营养水平提到一个新的高度，因为当他们开始有目的地锻炼身体时，需要给身体足够的时间去恢复，慢慢地

---

① "战或逃反应"是心理学、生理学名词，意思是身体经过一系列的神经和腺体反应后被引发应激，做好防御、挣扎或者逃跑的准备。——译者注

改掉那些阻碍他们发展的不良生活习惯。然后，他们的身体突然开始自然地渴望摄入某些食物。有些青少年突然想吃黄油、培根、卷心菜和其他他们原本觉得奇怪的食物，这是他们的身体在进化和发育时所必需的营养。

所以，当谈到补充时，我希望你等一个月，然后循序渐进地改变。每次改变，你都要让你的孩子意识到他们所吃的食物与他们的感受或表现之间有联系。做对了，你就能让他们把这些健康习惯在每个季节坚持下去，而且伴随他们的一生。

错误的饮食计划

正如我所提到的，我不赞成对青少年执行严格的饮食计划，但我坚持让他们重新考虑他们所摄入的食物。

在下面的食物清单中，有些似乎是显而易见的，还有一些可能会让你感到惊讶。但是让你的孩子减少或不吃以下类型的食物，他们将会消除那些阻碍他们发挥最佳水平、增加他们在运动中和运动外受伤的风险的因素。

不会腐烂或保质期过长的食物

当食物开始变质时，家长可能会很恼火，因为他们都是花钱买来的。这是一个感恩的自然过程，尤其是你的目标是让你的孩子在没有你监督的情况下做出更明智的食物选择。

你应该让你的孩子理解为什么含有防腐剂的加工食品是不健康的，然后教他们阅读食品标签，了解注意事项，这基本上就能确保他们不会吃含有防腐剂的加工食品了。青少年并不是很在意加工食品对他们的影响，除非是明显的负面影响，如摄入过多的钠导致肥胖、糖尿病和高血压病的风险增加，并导致食物成瘾。加工食品已被证明对青少年的全面发展有惊人的负面影响，如降低他们的智商，还可能与自闭症有关。一项发表在《临床表观遗传学》（Clinical Epigenetics）上的著名研究发现，加工食品中常见的添加剂（如高果糖玉米糖浆）的大量摄入会导致矿物质缺乏，而矿物质缺乏可能会导致自闭症谱系障碍。这样的例子数不胜数。

你会让你的孩子避免食用标签上没有标明成分的食物吗？我不知道你会不会，但我不会。你应该给他们一份清单，列出无糖食品的代替品，这样他们就知道自己吃了多少被称为玉米甜味剂、浓缩甘蔗汁、结晶葡萄糖和麦芽糊精的"糖"。这是一种直观的方法。

我对来找我的青少年保持简单明了。我向他们解释，要让微生物繁殖并开始分解食物，只需要适当的湿度、氧气和温度。然后，我问了这样一个问题：如果有些食物连细菌都无法繁殖，你认为它们健康吗？

把健康的食物和不健康的食物联系起来很简单，就是让你的孩子看着将要扔掉的食物，然后问他们："如果我把它放一个星期，它会腐烂还是看起来与以前一样？"

明亮可能正在变暗

就像花朵吸引蜜蜂一样，人工色素通常会被添加到某些食物中来吸引人们购买，尤其是孩子们。这些明亮和大胆的颜色触发人们的消化反应，使得孩子们更加渴望得到它们。即使你的孩子能够控制自己的饥饿感，但这些人工色素会以你没有意识到的方式影响着他们。

人工食用色素的负面影响已经被人们研究超过35年了。南安普顿大学（University of Southampton）的一项经典研究发现，人工食用色素（以及防腐剂苯甲酸钠）会导致儿童（3~8岁）过度活跃、冲动和注意力不集中等。在一项短短6周的干预研究中，研究人员发现，饮用含有食用色素和苯甲酸钠的饮料的儿童明显比饮用不含添加剂的果汁的儿童更加好动。

你要提醒孩子在他们大脑发育的关键时期形成的神经系统模式和习惯可能会阻碍他们以后的成就。

大多数青少年不应该吃的东西都可以长期保存。这些东西是装在盒子或袋子里的，如能量棒放在训练包里3周都不会发生变化，因为它们经过了加工。

过度补水——"通过水促进健康"的神话

无论做什么运动，无论孩子的年龄多大，家长们想尽办法让孩子们喝水，好让他们保持适当的水分。这是我在上棒球课时一次又一次看到的场景，而且我现在还会在每场比赛和每次训练中看到。

当我训练青少年时，我通常会在训练期间拒绝他们喝水的要求，并向他们证明他们在没有水的情况下也能正常训练。我会让他们把注意力转移到当下正在做的事情上，忽视喝水的渴望和由此带来的不适，然后让他们知道，他们可以在事后得到水作为奖励。

我知道这在某种程度上违背了传统，因为当今主流的观点之一就是"水能促进健康"。我还发现，水分不足对当今的孩子来说是一个非常现实的问题。哈佛大学公共卫生学院的研究人员进行的第一次全国性调查发现，美国超过一半的儿童和青少年没有得到足够的水合作用，这种情况可能会对他们的身体健康、认知和情绪功能产生重大影响。

研究人员查看了4000多名6~19岁儿童和青少年的数据，发现男孩比女孩缺水的可能性高76%，非西班牙裔黑人比非西班牙裔白人缺水的可能性高34%。但我认为情况正好相反。我几乎不喝水，除非我渴了或者吃饭的时候，我最健康的客户也是这样。但让很多人感到惊讶的是我的水合作用水平（以及我的客户的水合作用水平）比那些每天都要尽可能多喝水的人高出大约15%。这些年我通过临床观察发现，补水最少的人往往是喝水最多的人。

我并不是说水对身体不好，恰恰相反，保持适当的水分对于维持身体的每个系统都是至关重要的。但在今天的许多运动中，许多孩子都试图通过尽最大努力喝水来获得健康，他们喝得太多了。但奇怪的是，他们也会因此而脱水。

所以，这到底是什么原因？

没有摄取足够多富含水分的食物

在美国，据估计，大约 22% 的水来自食物，这比欧洲国家要低，如希腊。希腊的居民在饮食中能摄入更多的水果和蔬菜。之所以要了解这些，是因为这与你的孩子如何自然地吸收水分有关。

人们不太了解的是我们的身体天生就是从我们所吃的食物中吸收水分的。想想我们的祖先并不会因为害怕脱水而把水壶绑在腰上，每隔 15 分钟就喝 200~300 毫升水。你只要吃对了食物，水分就会自动得到补充。

吃富含水分的食物是一种更明智的补充水分的方式，其主要原因是它们能让青少年的身体更有效地获取所需的水分。当你的孩子吃了富含水分的食物，比如水果或蔬菜，他们不仅吸收了水分，还吸收了营养素。当水与某些物质（如维生素和矿物质）结合时，这些营养素就会被迅速地带到需要的地方被身体吸收。

当水充当营养物质的载体时，它就能更有效地进入细胞。这就是我为什么在很大程度上不相信很多孩子一定会脱水的原因。我只是认为缺水是一个青少年营养不良的问题。

太多的水，而没有其他

瓶装水行业做了很多出色的工作让我们相信水对运动员至关重要，不经常喝水会影响运动员的表现。事实上，他们的身体并不知道在喝完这些多余的水后该如何处理。

当你的孩子喝了没有任何其他东西的纯净水时，他们的身体会把水吸收，同时把大部分水排出体外。但在大多数情况下，为了保持体液的平衡，喝的纯净水在体内的吸收并没有那么有效。这就是许多青少年运动员在训练或比赛前、中、后都要一直喝水的原因。他们犯了一个错误，那就是试图仅通过液体来解决水合问题。

这些不必要的水分会导致低钠血症，即细胞的过度水合作用稀释了血液的浓度。低钠血症是指体内水分含量相对于钠含量过高的情况。当一个人血液中的盐含量远远低于正常水平时就会导致各种神经问题，轻微时会出现思考困难、头痛和呕吐，严重时会导致精神错乱、癫痫、昏迷，甚至死亡。

过度依赖运动饮料

饮料里往往含有人工色素，这种色素会导致儿童患多动症。如果这还不足以说服你让你的孩子完全放弃运动饮料，你可以告诉他运动饮料的关键在于补充在长时间剧烈运动中失去的水分、某些关键矿物质和电解质。运动饮料是几十年前为在高温条件下进行至少 60 分钟连续活动的运动员而设计的。如果你认为运动饮料是为你的孩子设计的，那你就大错特错了。

一项比较青少年身体活动的横向研究发现青少年花在中等强度体育活动上的平均时间约为 45 分钟。在这项研究中，只有 24% 的参与者达到了至少 60 分钟中等到剧烈强度活动的最低要求，只有不到 10% 的 11~14 岁的青少年和 2% 的女垒球运动员达到了最低要求。

另一个误解是运动饮料能提供能量。当我听到家长告诉我，他们的孩子情绪低落，所以他们一直在用运动饮料（或者更糟的是用能量饮料）来给他们打气时，我立刻问他们的孩子的情绪一开始就低落的原因。我发现那些精力不足的青少年运动员不是因为需要更多的运动饮料而无精打采，而是因为他们营养不良。

由于市场无休止地针对儿童进行营销，运动饮料比以往任何时候都更受青少年的欢迎，甚至根本不参加运动的孩子也爱喝。卡迪夫大学最近的一项研究发现，在 12~14 岁的受访者中有一半的孩子纯粹是出于社交原因才喝运动饮料，其中味觉是最主要（90%）的原因，而只有 18% 的人声称他们饮用运动饮料是为了提升自己的运动表现。

运动饮料给如今的青少年带来了许多问题，包括增加患糖尿病（因为许多知名品牌运动饮料的含糖量通常高达苏打水的2/3）和肥胖的风险。发表在《肥胖》（Obesity）杂志上的一项研究发现，每天只喝一种运动饮料的青少年在 3 年时间里比那些选择其他饮料的同学增重更多。女孩若每天饮用运动饮料，2~3 年后她们的身体质量指数（BMI）会增加 0.3。男孩的情况大致相同，在相同的时间内，每天饮用运动饮料会导致身体质量指数上升 0.33。

运动饮料会在你最意想不到的地方对你的孩子造成伤害。美国牙科学会（Academy of General Dentistry）的一项研究发现，运动饮料和能量饮料可能会对青少年的牙齿造成无法弥补的损害。在一项研究中发现，当健康恒磨牙和前磨牙的牙釉质和牙根表面接触不同的饮料（如佳得乐、红牛、可口可乐、100% 苹果汁和健怡可口可乐）25 小时，牙釉质和牙根就会被严重侵蚀。

忘掉苏打水吧

尽管大多数青少年很难避免饮用苏打水,但苏打水显然是另一种不明智的选择。不仅因为苏打水包含无营养的能量和多余的糖,而且因为它可能给青少年运动员带来危险,尤其是当他们在长时间的高温比赛或训练中把苏打水作为补充水分的一种方式时。

2016年发表在《美国生理学杂志》(*American Journal of Physiology*)上的一项研究发现,利用软饮料补水会加重老鼠的脱水和肾损伤。饮用果糖—葡萄糖(一种普通软饮料的成分)水的老鼠在反复热诱导脱水后,比饮用白水或甜菊糖水的老鼠脱水程度更高(肾损伤更严重)。

果蔬汁

一般来说,当我和家长交谈的时候,我从来不强调水果和蔬菜在青少年全面发展中所起的作用。但我必须提醒的是孩子们吃什么水果和蔬菜并不重要,重要的是家长应该如何提供这些水果和蔬菜。

很多家长都相信,如果不能通过给孩子吃健康的水果和蔬菜来补充维生素和矿物质,那么果汁就是最好的补充。更糟糕的是有些家长认为他们给孩子提供含有与蔬菜和水果相同维生素和矿物质的胶囊是对孩子有益的。

我不支持这种方法,你们也不应该支持。

你如果担心你的孩子不能通过喝果汁满足他们对水果和蔬菜的需求，先不要担心，我将在本章的后面解释如何解决这个问题。但现在我想让你们明白不要给孩子提供果汁。

第一个原因就是榨汁过程中会去除水果和蔬菜中的大部分膳食纤维，也有可能去除全部，这取决于机器。一些人会认为去除膳食纤维是一件好事，因为这能帮助身体更有效地吸收营养素，让消化系统得到休息。然而，根据梅奥诊所（Mayo Clinic）的说法，"并没有可靠的科学证据表明喝果蔬汁比吃水果或蔬菜更健康"。

果蔬汁会使儿童饮食中的膳食纤维缺失。青少年运动员每天所需的膳食纤维量取决于他们的年龄：4~8 岁，女生 17 克，男生 20 克；9~13 岁，女生 22 克，男生 25 克；14~18 岁，女生 25 克，男生 31 克。然而，根据国家数据，大多数美国青少年的膳食纤维摄入量不足，青少年达到所推荐的摄入量的可能性甚至低于更年幼的儿童。

第二个原因是即使你的孩子并不缺乏膳食纤维，榨汁也会破坏正常消化的自然过程。当家长问我是否有搅拌机或榨汁机时，我告诉他们我有，然后我指着自己的嘴。

最原始的搅拌机或榨汁机就是我们的牙齿、唾液和咀嚼肌，它们一起运作来分解食物。我们咀嚼的时候就会触发与胃连接的神经，告诉胃准备好胃酸以便消化，因为有东西需要被分解和吸收。但是喝果蔬汁，我们的身体就永远不会收到这个信号，唾液也不会开始消化食物。当食物到达胃时，它们无法被正确地消化，所以更多的食物会通过我们的神经系统阻止更多的必需营养素被吸收。

第三个原因是将水果和蔬菜制作成蔬果汁不仅能让你的孩子更容易摄入多余的能量，还能让食物中天然存在的糖分以更快的速度进入孩子的身体。糖分的激增导致胰岛素（负责稳定血糖水平的激素）大量释放并立即将所有多余的糖以葡萄糖的形式储存于体内。这种快速反应会导致孩子的血糖迅速下降，让他们需要更多的糖。

结果就是导致能量高低起伏，让你的孩子要么紧张不安，要么行动迟缓，永远不会达到最理想的巅峰状态。

喝牛奶

我曾经是一个非常喜欢喝牛奶的人（尤其是我小时候），我相信家长会非常理解其中的原因。你相信牛奶能打造出一个势不可当的身体，能提高孩子的运动成绩。

你为什么会有这种想法呢？主要原因是乳制品行业使我们相信牛奶就是最好、最方便、最高效的蛋白质（构建肌肉）、钙（对强壮的骨骼增长至关重要）和维生素 D（促进钙的吸收）来源。仅这 3 个原因就使我所接触过的一些家长难以放弃牛奶。

尽管牛奶含有上述 3 种基本营养素，但如果你的孩子饮食正确，他们可以通过其他途径获得这些营养素。

• 一杯牛奶提供的 8 克蛋白质很容易通过其他食物获得，如豆类、鸡蛋、坚果和肉类（28 克的鸡肉、牛肉、猪肉或鱼肉通常含有同样多的蛋白质）。

• 除了牛奶，钙还有许多其他来源，如豆类、绿色蔬菜和坚果（特别是杏仁）。

• 维生素 D 是免费的，只要你的孩子暴露在紫外线下，它就能在体内合成。

幸运的是，尽管许多人仍然不确定为什么牛奶缺乏营养素，但我开始看到家长意识到牛奶不一定对孩子有好处。他们首先担心的是注射到牛体内的物质，比如生长激素 IGF-1，这是一个有争议的问题。即使你的孩子喝的牛奶没有激素，但有额外的能量和糖的问题。2014 年的一项研究《儿童疾病档案》（*Archives of Disease in Childhood*）发现，每天至少喝 3 份牛奶的学龄前儿童长得更高的可能性更大，但超重和肥胖的可能性也更大。

另一个问题是牛奶是否真的像宣称的那样能让孩子的骨骼更强壮。一项发表在《美国医学会杂志：儿科》（*JAMA Pediatrics*）上、长达 22 年的研究调查了人们在青少年时期（13~18 岁）喝牛奶是否能降低成年时髋部骨折的发生率。结果发现，喝牛奶不仅没有降低风险，成年后髋部骨折的风险还增加 9%。

事实上，你孩子本来就不应该喝牛奶。

我们是地球上唯一一个喝其他动物奶的物种，牛奶是由有 4 个胃的动物为也有 4 个胃的小牛分泌的。牛奶是为了让有 4 个胃的动物消化而设计的。

当家长告诉我，他们的孩子乳糖不耐受时，我一点也不惊讶，因为我们都是。人患有乳糖不耐受是因为无法消化牛奶中的主要糖分（乳糖），身体中分解乳糖所需的酶（乳糖酶）在 2~5 岁就已经停止生成了。一旦孩子长出分解固体食物所需的牙齿，他们的身体就会自然而然地停止生成乳糖酶。

许多孩子在不再产生乳糖酶后仍能消化牛奶，这仅仅是一种基因适应。事实上，能够消化牛奶都是奇怪的。许多科学家认为，我们不一定有乳糖不耐受，意味着许多人的身体像婴儿一样继续产生乳糖酶，仅仅是为了能继续喝牛奶。这说明了今天的孩子是如何坚持那些本该在婴儿期就被淘汰的过程，在他们的青少年时期甚至成年后仍不必要地继续发挥着作用。

第八章

合理的运动营养方案

    汤米·约翰方案不提供食谱，它只提供简单的、易于掌握的饮食建议，可以帮助青少年扭转因过度饮食和营养不良对身体造成损害的局面。将合理的饮食与汤米·约翰方案中的其他 3 个步骤相结合，可以帮助青少年提升运动表现，促进身体恢复，提高运动成绩。

    如果你想找搭配精确的饮食方案，那么请去别的书里看看吧，本书会让你像我在工作中遇到的一些家长（他们期待一个精确的方案，因为他们担心会做错）一样失望。我没有给出精确搭配值的原因不仅仅是因为我提供的不是食谱，更是因为我给出的方案简单易行。

    在你的孩子执行汤米·约翰方案时渴望吃某些食物，你不用限制他，他想吃多少就吃多少，除非我给出了建议。我要推荐的食物很少会导致青少年进食过量。

    下面介绍的饮食方案是纯天然的运动营养方法，可以让青少年运动员在竞赛中遥遥领先。

在正餐及零食中要摄入必需的健康脂肪

我不关心你的孩子的每份食物中含有多少健康脂肪，也不关心他们从哪些食物中获得这些脂肪，我关心的是青少年在每顿饭或零食中都要摄入某种形式的健康脂肪。吃多少并不重要，只要摄入了就成功了一半。如今，青少年运动员的饮食严重缺乏健康脂肪，这可以归咎于食品行业的宣传，脂肪被贴上不健康的标签。随着美国超重和肥胖儿童人数的不断增加，人们越来越相信这种标签。但是，健康脂肪对大脑生长、神经发育和激素平衡至关重要，而且对青少年的整体运动表现起着重要作用。

青少年正处于中枢神经系统开始完全发育的阶段。中枢神经系统是一种控制身体所有活动的神经组织复合体，是必要激素释放的触发系统，是将信息从大脑传递至身体各个部位的线路。这种线路依赖于脂肪。

青少年身体中脂肪含量最高的器官是大脑，脂肪占比约60%。研究人员称，当人们从饮食中获得足够的健康脂肪时，这些健康脂肪会提高突触传递功能和大脑的认知能力，并影响某些分子代谢和突触可塑性，为整体健康创造一个良好的大脑环境。但是，当人们没有摄入充足的健康脂肪时，相反的情况就会发生，身体从头到脚都无法同步。

青少年运动员的身体非常需要必需脂肪酸。两类人群最需要健康脂肪，那就是儿童和老人。当我和家长们分享一些孩子应该吃的食物［如草饲黄油、椰子油、蛋黄、坚果、培根（用老式猪油烹饪）］时，他们难以置信。

如果你关心孩子的发展，把有营养的食物添加到孩子的饮食中很关键。

草饲黄油

与用谷物喂养的奶牛所含的黄油相比，草饲黄油不仅含有 5 倍的共轭亚油酸（一种被认为具有抗癌功效的脂肪酸），还含有更高的 ω−3 脂肪酸。研究表明，ω−3 脂肪酸在提升青少年的运动表现方面有着重要的作用，包括提高运动员的反应速度、减少炎症、防止迟发性肌肉酸痛，甚至有助于塑造高质量的肌肉。

将草饲黄油添加到孩子饮食中的方法

让孩子吃草饲黄油应该不是问题，因为他们可以把草饲黄油涂在他们通常涂黄油吃的食物上，而且味道几乎一样。但如果你正在寻找一种将其添加到他们饮食中的方法，下面的这个食谱供你参考。

肉桂面包

1 片酵母面包

1 汤匙天然有机蜂蜜

1/2 茶匙草饲黄油

1~2 茶匙有机锡兰肉桂

少量喜马拉雅盐

▷将酵母面包烤好。

▷将蜂蜜、草饲黄油、肉桂和盐在一个小平底锅中混合，使用中火，搅拌直到融化。

▷将混合物倒在烤面包上，浸泡 2~3 分钟。

> ▷ 将面包切成小片。

椰子油

长期以来，椰子油被认为是不健康的，因为它 90% 是饱和脂肪酸。椰子油主要由中链甘油三酯组成。身体对中链甘油三酯的处理方式与其他膳食脂肪略有不同。

中链甘油三酯已经被证明可以改善青少年运动员的血糖水平，为青少年稳定地提供一整天的能量，并且可以抑制饥饿，让他们不想吃那些对他们有害的速食。目前有研究正在观测椰子油对激素水平的平衡作用和对免疫系统的支持作用。

椰子油有多种。最好的选择是那种未经提炼的 (又称初榨的) 油，它含有更多的植物营养素和香味。经过漂白的精炼椰子油可能不太纯正，需用较高的温度烹饪才更安全。

将椰子油添加到孩子饮食中的方法

我建议家长们在烹饪食物 (尤其是蔬菜) 时不要用其他油或黄油，改用少量椰子油。这不仅能保证他们的食物中有脂肪，还能让他们觉得苦的蔬菜变甜了。

椰子油的熔点高，在室温下保持固态，这就很难把它与许多东西相混合。有些家长问我，孩子是否可以直接吃椰子油，答案是肯定的。我就这样做过，但如果孩子们消化不了那么多脂肪，可能会产生不良反应，比如抽筋或拉稀。我通过以下方式成功地将椰子油添加到青少年运动员的饮食中：

• 把椰子油涂在一片全麦吐司上。

• 在一小把坚果中加入 1/4 茶匙椰子油，然后在上面撒上可可粉。

• 取一大汤匙无糖有机花生酱，在上面淋上一些椰子油。

• 各取一汤匙蜂蜜和椰子油并融化，加入少量喜马拉雅盐，然后淋在苹果上（蜂蜜和椰子油混合在一起就成了美味的焦糖）。

有机牧养（非笼养）鸡蛋

让青少年吃鸡蛋通常不是问题，但要改掉他们扔蛋黄的习惯却是问题。青少年应该把蛋黄和蛋清一起吃掉。蛋黄不仅含有整个鸡蛋中一半的蛋白质，而且富含 ω-3 脂肪酸、7 种维生素（包括维生素 D、维生素 B_6 和维生素 B_{12} 等）和类胡萝卜素。类胡萝卜素可以提高孩子眼睛对焦的能力。

蛋黄也是胆碱最丰富的来源之一。胆碱是一种重要的营养物质，在大脑发育、细胞信号传导、神经冲动传递以及脂质运输和代谢中发挥着重要作用，对提升运动表现至关重要。但不幸的是，《美国营养学院杂志》（*Journal of the American College of Nutrition*）最近发表的一项研究指出，大多数人尤其是孩子在日常饮食中并没有摄入足够的胆碱。

将鸡蛋添加到孩子饮食中的方法

不要只把鸡蛋当作早餐，而是要像对待方便食品一样对待它们。在你的孩子的运动包里放一个鸡蛋，作为他训练中的零食。

坚果和种子

无论是哪种坚果和种子都是多不饱和脂肪酸的极佳来源，同时还含有纤维、镁、抗氧化物和蛋白质，所有这些物质都能促进青少年身体恢复、塑造肌肉及提高青少年身体和神经系统的表现。

每天吃一点坚果或种子，不仅可以延长青少年的运动生涯，还可以延长他们的寿命。最近一项涵盖了 29 项国际体育比赛、包含 81.9 万名研究对象的研究发现，吃 28.35 克的坚果（相当于一个孩子手掌中能放的量）即可降低患心血管疾病、癌症、呼吸道疾病、糖尿病和传染病的概率，以及降低全死因死亡率。

将坚果和种子添加到孩子饮食中的方法

吃坚果和种子并不是问题，因为对孩子来说，将一把坚果作为零食吃掉是很容易的。除非有特殊情况，否则不要让孩子只吃一种。我建议家长尽可能买不同种类的坚果和种子，然后把它们混在一起。因为不同的坚果和种子有不同的效果，可以增加青少年在运动中的优势。除了一些传统的坚果（杏仁、核桃、花生等）外，我还建议青少年吃一些下列类型的坚果：

• **南瓜子**：富含亮氨酸（一种可以促进脂肪氧化和增强耐力的氨基酸）和维生素 K（有助于骨骼生长和愈合）。

• **巴西坚果**：一份 28.35 克的巴西坚果中不仅含有超过 1/4 每日推荐摄入量的镁（镁在增强肌肉功能、分解蛋白质和从食物中吸收能量的效率上有着关键作用），还含有 1/4 每日推荐摄入量的铜（对骨骼和结缔组织的构建、维持和保护至关重要）。

• **腰果**：腰果富含镁和铜，还含有适量的铁。铁是产生红细胞的必要条件，而红细胞能够将氧气输送到全身。

• **山核桃**：除了对青少年的心血管系统有好处外，而且山核桃是所有坚果中，在氧自由基吸收能力的评分中得分最高的。氧自由基是人体中不稳定的分子，会破坏细胞并导致疾病。氧自由基吸收能力衡量的是消灭氧自由基的能力。

牛油果

牛油果富含单不饱和脂肪酸，还富含抗氧化物、纤维、多种维生素和矿物质，可以加快身体恢复的速度，防止肌肉痉挛，减少炎症，这只是对孩子产生的直接影响的一小部分。

让孩子们养成定期吃牛油果的习惯也能帮助他们活得更健康和长寿。2017 年的一项研究结论称，每天吃牛油果可以预防代谢综合征。代谢综合征指的是患一系列病的风险因素，如高血压病、胆固醇异常和腰部脂肪过多，这会增加患糖尿病、中风和心脏病的概率。

将牛油果添加到孩子饮食中的方法

如果你的孩子对乳胶过敏，要在咨询医生后才能把牛油果作为一种必需的健康脂肪添加到他们的饮食中 (有研究表明，对乳胶严重过敏的人吃了牛油果后会出现症状)。如果你的孩子对乳胶不过敏，但直接吃觉得难以下咽，可以用一些简单的方法处理后再吃。

• 将半个牛油果涂在一片全麦吐司上，再加一小撮喜马拉雅盐。

• 把牛油果加在瘦肉汉堡或鸡蛋上。

• 将牛油果作为一种调味料代替蛋黄酱、奶油芝士、芥末或番茄酱。

• 把牛油果切成小块，拌入水果沙拉中。

• 把牛油果做成牛油果酱作为新鲜蔬菜的蘸料。

牧养猪做的培根和猪油

在青少年的饮食中加入更多脂肪的建议中，培根和猪油是最让家长困惑的 2 个。20 世纪 90 年代初，当我们将脂肪看成敌人时，培根和猪油也开始被人们嫌弃。但是，用正确的方式养的猪，即无激素喂养和牧养（自由放养）的猪的肉吃起来会更健康，当然要适量。另外，猪油是维生素 D 最丰富的食物来源之一，1 汤匙牧养猪炼出的猪油就含有大约 25 微克（1000IU）的维生素 D，而橄榄油完全不含维生素 D。

将培根和猪油添加到孩子饮食中的方法

烹饪时，将食用油或者黄油换成 1 汤匙猪油，这不仅能给蔬菜和肉类带来额外的风味（我发现这样能让青少年吃更多的蔬菜），而且在烹饪过程中可避免营养素的大量流失。用菜籽油、玉米油或橄榄油进行高温烹饪，实际上会改变食物的结构，破坏其营养，同时导致自由基的释放（自由基会导致炎症）。猪油中的脂肪酸链有助于保护食物并最小化地改变结构，保留更多的营养。

只吃干净的动物蛋白

蛋白质是构成人体内每个细胞的基础，参与骨骼、软骨、肌腱、韧带、肌肉的生长以及修复，是造血的基本原料。蛋白质除了产生酶、激素和其他有助于增强身体功能、生长和发育的重要化学物质外，还在帮助身体保持水分方面发挥着巨大的作用。

蛋白质有如此重大的作用，让孩子吃最好的蛋白质不是更有意义吗？

有许多家长都十分肯定他们的孩子吃的蛋白质从来没有问题。实际上，他们应该让孩子少吃热狗，多吃一些干净的动物蛋白，如草饲牛肉、牧养猪肉、自由放养的有机鸡肉等。

我会向家长们解释蛋白质的主要作用，以及它是如何影响孩子身体各个部分生长和修复的。青少年处于一个不断发展的状态，成长和成熟的速度极快。基本上所有运动都会对孩子的身体造成微小创伤。身体需要修复后才能恢复体内平衡。

最后，我问家长们："你的孩子的身体急需蛋白质来进行恢复和再生，这样他们再度回到运动场时就会比离开时有更好的表现，那么你会给他们的身体提供什么蛋白质呢？是一块不知道用什么加工过的热狗，还是干净、无激素的动物蛋白？"

将动物蛋白添加到孩子饮食中的方法

只要你的孩子吃的肉是有机的、牧养的或草饲的，无论是牛肉、猪肉还是鸡肉都是可以的。新的研究表明，有机肉类除了不含抗生素和激素外，其 ω−3 脂肪酸的含量比传统生产的肉类多 50%，所以孩子们无论吃哪一种都行。

把钱花在有机动物产品上

很多人都有一定的预算，必须考虑优先买什么。然而，我始终坚持这样一个信念，那就是买任何动物食品时，永远都不要贪便宜。

如果你买的是非有机蔬菜，虽然不是最佳选择，但也没那么糟糕。但是动物食品究竟有多少激素或抗生素，我们不知道，也不值得冒险。你需要提醒自己，食用有机食品并不是为了追随某种潮流，而是因为这样一个事实，即无论动物摄入什么或体内被注射的是什么，孩子吃下去后都会直接进入身体。也就是说，如果你在有机食品上的预算有限，那就把这些钱花在动物食品上吧。

正确地补充水分

当你的孩子开始吃正确的食物时，你会发现他们喝水的次数减少了，这是因为当他们开始吃更多的能够自然为身体补充水分的食物时，他们喝水的需求就会越来越少。他们喝水的方式和喝的东西要么给他们带来竞争优势，要么不足以补充机体所需。

如何在孩子的饮食中搭配更多液体

有些教练告诉青少年每天要喝一定量的水，而另一些教练可能会说每15分钟的练习或比赛期间要喝几小口。

我个人认为每次训练和比赛都是不同的，每个孩子也是不同的，所以对一个孩子来说合适的量对另一个孩子来说很可能太多或不够。我也不相信教练会告诉青少年必须记住每一刻、每一局比赛或每分钟喝了多少水。

我只是希望青少年在任何时候都能获得至少473毫升的水基饮料（如茶和接下来我将向你介绍的其他种类的饮料）。我也坚持认为，你的孩子坐下来吃饭时，你都应该为他准备一杯水基饮料，这样孩子在需要的时候就可以喝一小口。在多数情况下，身体会告诉孩子应该什么时候喝水。

喝什么

喝不加任何东西的白开水会降低水合作用。

花草茶：很多时候，花草茶被贴上了成人饮料的标签。但是花草茶不仅提神，而且含有足够的营养物质，身体可以充分吸收它，所以它也适合青少年。

加一点喜马拉雅盐的水：如果你的孩子坚持要喝水，那就在里面加一小撮喜马拉雅盐，它会变成另一种饮料。喜马拉雅盐是钠的天然来源，其矿物质含量非常高（富含 84 种矿物质），其中，铁、镁、磷、钙、钾和氯是保证身体健康所必需的，能补充运动中丢失的电解质。

注意：当水在加了一点喜马拉雅盐后有点咸时，盐和水的配比就是合适的。如果在水中再添加谷物，哪怕只有几粒，水中就会含有大量的矿物质。

汤米·约翰的柠檬味补剂

有很多孩子喜欢喝运动饮料，目的是为了补充运动中消耗的物质。我会教他们自己制作运动饮料。

我发明的简单配方不仅模仿了柠檬味佳得乐饮料的味道，还提供了钾、钠和其他 86 种微量矿物质，可以帮助青少年补充在运动中消耗的电解质。他们想喝多少就喝多少，不用担心自己会摄入过多的能量或脂溶性维生素。

制作时需要以下材料：

·351 毫升纯净水。

· 1 汤匙有机苹果醋。

· 1~2 汤匙天然有机蜂蜜。

· 1/2~1 个柠檬剔除种子并榨成汁。

· 1 小撮喜马拉雅盐。

将上述材料混合后摇晃 20~30 秒后大功告成！

康普茶: 将酵母、糖、红茶或绿茶混合后静置几周进行发酵，最终就能得到这种饮料。我喝康普茶已经很多年了，当我把它带到办公室，并在不告知是什么及其作用的情况下让青少年品尝，他们很喜欢，气泡和浓郁的味道让他们想起了苏打水。

当我第一次把康普茶介绍给青少年及其家长时，他们认为康普茶是一种健康补品。这只对了一半，因为它涉及补充能量、修复关节、治疗癌症等方方面面。

虽然对康普茶效果研究的力度不大，但毋庸置疑的是，康普茶含有适量的益生菌，可以促进消化，恢复肠道中有益细菌和有害细菌之间的共生关系。当细菌之间的平衡被打破时，消化系统的健康会受到影响，免疫系统也可能被破坏。所以，我建议所有人早上起床后以及在睡觉前或者吃晚饭的时候喝一小杯康普茶。

汤米·约翰自制康普茶的配方

需要的材料：

· 3.8 升纯净水 (不是自来水, 自来水中含有氯, 会限制或阻止有益细菌和酵母的生长)。

· 6~8 个有机红茶包或绿茶包 。

· 1~2 杯康普茶促酵剂 。

· 1 杯有机砂糖 。

· 1 个大的宽口玻璃容器 (用 3.8 升以上的玻璃罐)。

· 1 份 SCOBY(一个由细菌和酵母组成的共生菌团, 可以从食品店或网上购买, 形状像一个巨大的蘑菇, 是发酵茶的友好细菌) 。

· 1 块干净的抹布 。

· 橡皮筋 。

制作方法：

· 在一个大锅里倒入 3.8 升的纯净水并煮沸, 放入茶包, 然后将锅从火上移开, 将茶包浸泡 20 分钟。

· 取出茶包, 加入有机砂糖。不时搅拌以帮助糖溶解, 同时让混合物冷却。

· 当混合物达到室温时 (这是关键, 温度太高则会杀死 SCOBY 中的一些活细菌和酵母), 将其倒入宽口玻璃容器中。

· 加入 SCOBY 和康普茶促酵剂。

· 用干净的抹布覆盖容器的顶部, 并用橡皮筋固定。

· 将宽口玻璃容器放在黑暗的地方 (如食品柜或橱

柜）7~14 天。

· 然后就可以直接饮用了。也可以把做好的康普茶倒进一个密封的瓶子里，加入一些调味料，如新鲜的生姜、姜黄或水果，从而改变它的口味，然后静置几天。

尽量多吃有机水果和蔬菜

这个显而易见的建议有时会让家长们朝我翻白眼，因为大多数人都知道水果和蔬菜是抗氧化物、纤维、维生素、矿物质和其他营养物质的天然来源，有助于提升运动表现。一些新的科学发现，绿叶蔬菜如菠菜中包含化合物硝酸盐，可能会改变肌肉纤维的组成，并且在某些情况下使心脏更强健。

家长真正的挑战不是说服青少年应该多吃水果和蔬菜，而是让他们尽可能吃各种颜色的蔬菜。蔬菜的色彩越丰富，颜色越鲜艳，它的营养价值就越高。每种水果和蔬菜都含有维生素和矿物质，所以青少年应吃多种水果和蔬菜。那些可能阻止他们吃水果和蔬菜的借口都不是借口。

借口 1："我讨厌蔬菜！"

每当我和一群孩子谈话时，我喜欢问孩子们喜不喜欢吃蔬菜，让不喜欢吃的孩子举手。房间里的每个人都举了手。但是当我问他们是否有喜欢吃的蔬菜时，每个人又都举起了手。当我问他们喜欢的蔬菜是什么的时候，每个孩子的情况都不一样。

解决方法：任何水果或蔬菜都可以

不管你的孩子喜欢吃什么水果或蔬菜，就让他们吃吧，即使他们只喜欢芹菜和葡萄。尽管水果和蔬菜的多样性很重要，但让他们喜欢吃更重要。立即让孩子们戒掉他们喜欢的少数几种水果和蔬菜，然后用其他的水果和蔬菜来代替，这样做只能让孩子讨厌吃水果和蔬菜。

你不用担心你的孩子因只吃他们喜欢的水果和蔬菜而缺乏维生素或矿物质，因为当他们吃补充部分中所提到的其他健康食品时，这些营养素缺口将自动得到补充。如果他们今天喜欢某些水果和蔬菜，第二天又喜欢吃其他的，这可能是这些食物中的营养正是他们的身体在特定时期发育所需要的。

借口2："有些蔬菜和水果含糖太多了！"

如今，许多家长视糖为敌人，就像他们几十年前视脂肪为敌人一样。我不同意这些极端的做法，因为糖天生就是要被身体利用的，而且会以特定的形式利用。

一些营养学家使家长对某些蔬菜和水果的含糖量感到紧张。有些孩子甚至害怕吃胡萝卜，因为胡萝卜含有的天然糖分比其他蔬菜高。事实上，这些担心真的不必要。

解决方法：除非你的孩子是糖尿病患者，否则忘了血糖指数吧

许多水果和蔬菜都含有单糖（如果糖和葡萄糖），但由于含有大量的纤维，使得单位体积的含糖量少，且含有的纤维会减慢身体对糖的消化吸收速度。仅仅这些优点就不会像加工食品中精制糖那样引起血糖飙升。

此外，当你的孩子获得天然糖分时，他们的大脑和身体会识别这种糖，并知道如何处理它，所以它会被身体更有效地利用。当糖的来源是非天然的，如精制糖，身体的反应是不一样的。精制糖没有任何营养成分，青少年应该少摄入。

简而言之，只要你的孩子没有任何食物过敏的问题，没有糖尿病，那么土豆、香蕉、玉米、西瓜、菠萝、甜菜、胡萝卜和其他任何高糖指数的水果或蔬菜都可以摄入。

借口3："我担心他们会吃得太多！"

当我听到这句话时，我总是会问："你什么时候见过因为吃了太多水果或蔬菜而变胖的人？" 之所以这个问题的答案总是"没有"，是因为身体对不同食物的消化方式不同。如果你的孩子吃了没有营养的食物，他们的身体会持续向大脑发送信号，让他们继续吃，直到身体得到需要的东西。当今市场上存在着各种各样人造的、无营养的食品，这是孩子们趋向于吃越来越多的不健康食品而永远不会有饱腹感的一个原因。

解决方法：让你的孩子尽情地吃，直到满足为止

只要水果和蔬菜富含纤维且新鲜，不是罐装或加工过的，身体就会知道什么时候能够更快地得到需要的一切，大脑发出的所有需求都能得到满足。

如何在孩子的饮食中添加更多的蔬菜和水果

唯一的规则是他们的每一次正餐都应该有一部分是蔬菜（如果可能的话，让蔬菜占正餐的大部分）。除此之外，你的孩子应该经常地吃蔬菜。

尽可能让蔬菜和水果触手可得。吃一些容易携带的蔬菜和

水果 (如柑橘、香蕉、苹果或胡萝卜) 是一个解决办法。另一个方法就是准备水果沙拉或蔬菜串。

注意口感。 有时候，孩子们会因为某些食物的口感 (松脆、光滑、多汁等) 和味道而喜欢它们。如果他们更喜欢某种特定的口感，那就找一些与之相配的食物。

用各种可能的方法准备蔬菜。 用蒸、煨、烤、炒、烘等方式准备蔬菜，或者生吃 (如果可能的话)。每种烹饪方式都能使蔬菜产生不同的味道，你的孩子可能不讨厌蔬菜，只是喜欢用某种方式烹饪的蔬菜。

我非常喜欢发酵蔬菜，这不仅可以改变蔬菜的味道，还可以用有益的酶和细菌保护蔬菜。制作起来也非常简单，只要孩子们愿意，可以让他们参与制作。

原蜜

我经常建议青少年每天喝 1 匙原蜜，并不是因为它含有抗菌和抗炎成分，主要原因是它是一种天然的糖，并且富含酶和抵抗疾病的抗氧化物。

你可能会认为我很虚伪，因为我警告过你的孩子不要吃那些不会腐烂的食物。原蜜的水分含量低，如果密封得当，可以保存很久。原蜜是我的 "腐烂法则" 的唯一例外。正是因为原蜜能很好地保存，所以它应是孩子们健身包里的应急能量来源之一。

把青少年的水瓶换成苹果

我们生活在一个家长不断提醒孩子不要忘记带上水瓶的社会。如果有一天我看到家长们开始对孩子说："别忘了你的苹果。"我将会十分激动。

最近有研究表明，富含纤维的苹果不仅是一种纯天然的食欲调节剂，而且含有的化合物（尤其是膳食纤维和多酚）是肠道中益生菌的食物。因此，如果你的孩子不喜欢发酵食品或饮料，可以通过吃苹果使他们的肠道细菌保持平衡，从而提升他们的运动表现。

然而，我喜欢苹果是因为苹果的84%是水，这就是我称苹果为"天然水瓶"的原因。另外，苹果含有的天然糖分提供的能量可以维持生命很长一段时间。如果你的孩子不喜欢苹果，那么梨是一个很好的替代品。

在孩子的饮食中添加原蜜的方法

大多数从商店买来的颜色清亮的蜂蜜（在室温下能够倒出）都是经过加工的，与原蜜相比，它缺乏营养。原蜜没有经过加热或过滤，保留了所有的氨基酸、维生素和矿物质。你可以选择颜色最深的原蜜。研究表明，原蜜的颜色越深，含有的抗氧化物就越多。

青少年在早上上学前喝1匙原蜜能给他们提供持续到午餐前的能量。许多人会发现他们不再在早餐和午餐之间吃垃圾食品了。

在训练之前吃原蜜也非常好。此时离他们吃晚饭的时间还有几小时。只需要 1 勺原蜜，用少量水冲开，他们在训练前就有了一种即时的、可持续的、全天然的能量补充。

能量棒替代品

很多客户问我是否可以给孩子吃能量棒，在我看来，能量棒不过是用一些无用的糖、能量和人造成分加工而成的，不利于运动员提升运动表现。

我的解决方法就是用被我称为的"快球"来代替能量棒。自制"快球"只需几分钟，而且使用的都是纯天然原料。"快球"在为青少年提供一种纯净的持续能量来源的同时不会引发胰岛素激增或低血糖。

"快球"制作方法

下面的材料可以制作 6 个。

· 1 杯有机生燕麦。

· 1/3 杯有机椰子片。

· 半杯有机杏仁黄油。

· 半杯亚麻籽。

· 1/3 杯有机原蜜。

· 1 汤匙奇异籽。

· 1 茶匙生香草精。

· 半茶匙油。

· 1 茶匙生有机可可粉。

· 几撮喜马拉雅盐。

将所有的配料在碗里混合在一起，然后搓成球。

大功告成！

如果你的孩子一定要喝奶，不要喝牛奶

我建议青少年不喝牛奶，然而有些家长可能无法做到。我也不喜欢给家长们太多的束缚，因为我发现当我这样做时，他们会对我所有的要求言听计从。但是你要知道你是有选择的。

如果你不确定你的孩子应该选择哪一种奶制品，我的建议是按照以下顺序（从最合适到最不合适）来选择：椰奶、火麻籽奶、杏仁（或其他坚果）奶、生的草饲山羊奶（虽然山羊和奶牛都有4个胃，但山羊奶的乳糖含量较低，更容易消化）、草饲山羊奶（巴氏杀菌后的）、草饲牛奶。如果你在让你的孩子接受这些替代品上有困难，我建议你试着调整比例来让孩子适应口味。先不要倒满牛奶，而是倒3/4，然后用替代奶加满。味道上的差异非常细微。

当孩子慢慢适应之后，你可以继续减少牛奶的添加量。有时候做出转变有困难就在于不确定性。一旦孩子意识到用火麻籽或杏仁制成的奶并不会比牛奶差，而且能提升他们的运动表现时，他们就会很容易做出改变。

超级棒的骨头汤

我推荐每个青少年都应该喝骨汤。骨汤中,骨肉比要高。慢煮24~72小时,将骨头中有益于关节健康的明胶、骨胶原以及其他的营养物质(如抗炎脂肪、塑造肌肉的氨基酸、电解质、各种维生素和矿物质)熬出来。每喝1口骨汤都有助于强健骨骼、保护关节,甚至有提供能量、促进睡眠、改善肠道健康等诸多好处。

通常情况下,每1~2天喝1杯就足够了。你可以买盒装的骨汤,也可以自己慢火炖。可以用吃剩的骨头,也可以买新鲜的骨头,任何骨头都可以,可以随意混合搭配,只要它们来自草饲牛、羊、鸡或猪。制作方法如下:

· 1361克带骨髓的骨头(生的或煮过的)。

· 2.8升(3夸脱)纯净水。

· 1汤匙有机苹果醋。

· 1汤匙喜马拉雅盐,可以加其他调料。

➤把骨头、水和有机苹果醋加入慢炖锅并记住水位,然后盖上锅盖。

➤煮沸后把火调小,用文火炖24~48小时。

➤脂肪和明胶在炖的过程中会浮到表面,不要倒掉,这是有营养的东西。根据需要加水,直至水位与开始炖时的相同。

➤炖好后,将炖锅从火上移开,晾凉后捞出骨头。

➤添加1汤匙喜马拉雅盐来调味。

> ▷ 1 周内将骨汤喝完或冷冻保存 2~3 个月。想要更美味的话，可以尝试加入有机蔬菜。

汤米·约翰解决方案补充简化清单

在开始实施汤米·约翰解决方案至少 1 个月后再开始考虑以下饮食建议。在每次调整饮食时，你要和孩子进行沟通和交流，让他们了解正在吃的食物与他们一天的感受或运动表现之间的关系。

1. 饮食中避免或者减少以下食物或饮料

- 任何不会腐烂的食物（或保质期较长的食物）。
- 任何使用人工色素的食物。
- 纯净水（不含任何其他物质）。
- 运动饮料或能量饮料。
- 苏打水。
- 牛奶。
- 水果汁或蔬菜汁。

2. 在饮食中添加以下食物或饮料

必需的健康脂肪（正餐或零食）

- 有机草饲黄油。
- 有机椰子油。
- 有机牧养（非笼养）鸡蛋。
- 坚果或者种子。
- 牛油果。

- 有机牧养猪做的培根（适量）。

- 有机猪油（适量）。

干净的动物蛋白

- 有机草饲牛肉。

- 有机牧养猪肉。

- 自由放养鸡肉。

喝至少 473 毫升的水基饮料

- 花草茶。

- 加一小撮喜马拉雅盐的水。

- 柠檬味补剂。

- 康普茶。

尽量多吃有机水果和蔬菜

上学前或早餐后喝 1 匙原蜜。

如果你的孩子一定要喝奶，就用以下奶制品代替：

- 椰奶。

- 火麻籽奶。

- 杏仁（或其他坚果）奶。

- 草饲生山羊奶。

- 草饲山羊奶（巴氏杀菌后的）。

- 草饲牛奶。

每 1～2 天喝 1 杯骨头汤

不要太快将富含益生菌的食物列入饮食清单

你可能已经注意到，补充部分提到了几种不同类型的益生菌食品。它们对大多数人来说都是安全的，但如果青少年有任何免疫系统的问题（或任何其他严重的健康问题），在吃它们之前请咨询医生。

也许你的孩子不爱吃富含益生菌的食物，也有可能吃得过多。根据我的经验，吃太多富含益生菌的食物可能会有轻微的副作用，如肠胃不适、腹泻、胀气和腹胀（在很多方面，这与喝过多的苏打水、牛奶和其他不健康的食物没有什么不同）。为了安全起见，先让孩子吃少量的富含益生菌的食物，看看会不会有问题。

样餐

我列出了几份我给我的客户的食谱，你可以参考。

早餐：鸡蛋、香肠和面包

需要的材料：

几片牧养猪的肉做的香肠、2个牧养有机鸡蛋、少许蒜末（可选）、少许姜黄粉（可选）、现磨黑胡椒粉（可选）、喜马拉雅盐、1片酵母面包、1茶匙无盐草饲黄油或椰子油。

制作方法：

• 先用平底锅煎香肠，不放油，然后用煎出来的油煎鸡蛋；

- 可以加入蒜末、姜黄粉、黑胡椒粉和喜马拉雅盐调味；
- 将面包烤好，涂上黄油，然后在上面加少许喜马拉雅盐；
- 把鸡蛋放在面包上或单独食用。

午餐：鸡肉培根三明治

腌制鸡肉需要的材料：

半杯橄榄油、现磨黑胡椒粉、喜马拉雅盐、2~4 个蒜瓣并切碎、1/2~1 汤匙姜黄粉。

制作三明治需要的材料：

每份三明治需要 114~227 克有机牧养鸡肉、3~5 片有机牧养猪的肉做的培根、2 片全麦面包、1 茶匙无盐草饲黄油、3~4 片生菜叶、1 个有机番茄，1 片切好的牛油果(可选)。

制作方法：

- 将所有腌制鸡肉的材料混合在一个碗里。
- 把鸡肉切成块或长条，然后用叉子在每块肉上戳一些洞。
- 将肉腌 20 分钟，也可以腌 1 天。
- 将鸡肉和培根分别放入 185℃ 的烤箱中烤至全熟。
- 将全麦面包烤好后涂上黄油，然后加入生菜、番茄和牛油果。

晚餐：汉堡包和炸薯片

汉堡包

需要的材料：

454 克草饲有机碎牛肉(越肥越好)、2 汤匙椰子油、1 汤匙姜黄粉、1 茶匙干牛至、现磨黑胡椒粉、喜马拉雅盐。

制作方法：

• 把碎牛肉放在一个大碗里。

• 将椰子油融化，倒入碗中。

• 加入姜黄粉、干牛至、黑胡椒粉和喜马拉雅盐，然后搅拌。

• 把混合好的牛肉捏成 4 个小肉饼，在每个小肉饼的中间按一个拇指凹痕，以防收缩。

• 用中火加热平底锅，把肉饼煎至想要的程度。

炸薯片

需要的材料：

1 个中号或大号的土豆、1 个中号或大号的红薯、2 汤匙椰子油、1 汤匙姜黄粉、现磨黑胡椒粉、喜马拉雅盐、1~2 茶匙干牛至、2~6 个生蒜瓣并切碎 (如果你的孩子讨厌大蒜，可以用 1 个有机洋葱代替，切碎)。

制作方法：

• 把土豆和红薯都切成适合油炸大小的片。

• 在平底锅里融化椰子油，然后加入姜黄粉、黑胡椒粉、喜马拉雅盐、干牛至和生蒜瓣，制成调味汁。

• 在一个碗里混合薯片和调味汁，直到薯片被包裹起来。

• 把土豆放入烤箱，在 185℃ 的烤箱中烤 35~40 分钟，或者烤至全熟即可 (我个人喜欢酥脆的，所以最后几分钟用高火烤)。

小吃：蜂蜜杏仁焦糖团

需要的材料：

1~2 杯黑巧克力或有机奶巧克力 (或两者都要)、1/4 杯椰子油、1/2~1 杯有机杏仁 (或任何你喜欢的坚果)、1/3 杯有机原蜜、焦糖味的甜菊糖、少许喜马拉雅盐。

制作方法：

·将巧克力和椰子油在蒸锅中融化，然后加入杏仁搅拌。

·用勺子把混合物舀到杯型蛋糕模具中。

·融化原蜜：把蜂蜜放进一个小罐子，放进开水里加热直到蜂蜜变成液体。

·在蜂蜜中加入少量焦糖味甜菊糖和喜马拉雅盐，搅拌，然后倒入蛋糕模具中。

·将蛋糕模具放入冰箱冷藏至少 24 小时。

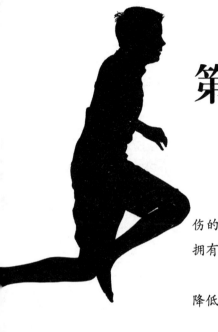

第三步
重　构

　　我发现不同的人发生各种类型损伤的诱因是其不再拥有儿童时期曾经拥有的简单动作模式。

　　过度刺激将导致青少年的警觉性降低、训练过度、准备不充分等。

第九章

导致退化的错误决定

经历过几个学期之后，当你看到衣橱中因为怀旧而堆满了尺码已经太小而不能穿的比赛服、夹克和不能使用的比赛器具时，就会意识到你的孩子已经长大了。但是绝大多数家长没有意识到他们的孩子不是当着自己的面发生变化的，孩子每天都在外学习和运动。

他们丢失了本应拥有的东西

运动员不是天生就具备了跑、跳、爬、冲刺、投掷、踢或旋转的技能。事实上，任何人在出生之后开始探索运动之前，几乎是"瘫痪"的，随着时间的推移，肢体才以某种方式协调起来，才开始拥有良好的动作模式。

人最本能的固有动作模式之一就是交叉爬行，即同时向前移动右腿和左臂，再移动左腿和右臂这种简单动作。这是一种根植于青少年身上的模式，为他们从行走到奔跑、从事各项运动做好准备。

125

行走模式是我们移动的基本方式，但如今有很多人行走时出现膝关节不适的问题，这通常可能不只是肌肉疲劳导致的，很有可能是动作模式紊乱造成的。我经常在实践中发现曾发生在五六十岁、受伤的成年人身上的动作模式紊乱现象，如今却发生在青少年身上。

如果让青少年进行一次简单的小测试：将一侧膝关节尽可能抬高，同时让对侧手臂去触碰抬起的膝关节。青少年本应干净利落、毫不费力地完成这个动作，但是他们的动作模式却发生了紊乱，他们甚至在测试的 17 秒内就感到疲劳，疲劳出现的时间提前了很多。随着疲劳的发生，受试者会同时抬起同侧的肢体，而不是抬起原本应该交替进行的肢体，甚至无法继续完成动作。

事实上，动作模式紊乱的人应该停下来，重新专注于训练一些出生时就具有的动作模式。

人一出生就具备一些原始反射，这些反射会随着人的发育自然消退，但有两种原始反射在很多青少年身上似乎并没有消失。

第一种反射是脊柱格兰特反射。人一出生就具备这种反射。这种反射激发了人体的动作，并有助于髋关节活动度的发展。轻轻抚摸新生儿脊柱旁的皮肤，这种反射就被激发出来。新生儿的脊柱旁的皮肤被触碰时，身体会自主向被触碰的一侧弯曲，同时髋关节也会向被触碰的方向抬起。

脊柱格兰特反射应该在新生儿出生后的 12 个月左右消失，但如今却在一些青少年身上仍然存在。有一些青少年来到我的办公室，坐在椅子上，然后突然开始前后摇晃身体。他们的父母就开始呵斥并命令他们坐好不准乱动，告诉我孩子存在学习障碍（如 ADHD），并正在接受药物治疗。这些家长可能没有意识到的是，他们的孩子之所以这样是因为其脊柱格兰特反射仍然存在，他们每次坐下或背部被触碰，这种反射都会被激活。这些孩子根本不是故意找茬或不听话、不耐烦，而是他们的大脑仍然具有某种特定的反应方式。

第二种反射是非对称紧张性颈反射。这种反射出现于婴儿出生后的一个月左右。当婴儿的头转向一侧时就会触发这种反射，婴儿同侧的手臂和腿会伸直，另一侧的手臂和腿会弯曲。非对称紧张性颈反射一般在婴儿出生后的 6 个月左右消失，但一些青少年仍然存在。

我判断青少年是否存在非对称紧张性颈反射的方法是让青少年闭眼站立，头保持正直，双臂平举，如同电影里的僵尸一样。之后我走到他们身后，用手将其头部转向一侧。存在问题的青少年的身体不会保持朝向正前方，而是向着头偏移的方向转动。如果你将视线越过自己的肩膀看向一侧而身体随着视线发生转动，那么你也存在这个问题。这种情况不应该存在。头的转动和身体的转动这两个动作分开进行才能做生活中更复杂的动作。如果这两个动作因为原始反射的存在仍然发生着联系，那么将很难做出某些复杂的动作。

身体失衡是青少年的头号敌人。如果你遵循了"反思"部分的建议，应该已经开始解决孩子头部前倾、骨盆前倾、颈部曲线消失的问题了。如果你想要你的孩子避免伤病，发挥出最佳状态，那么他需要解决的姿态问题还有很多。

当前青少年正在进行的一些训练方法不仅阻断了大脑与某

些动作同步，而且导致他们仍然保持着不需要的原始反射，丢失了应该开始出现的关键动作模式。

错误的体育活动方式

从专业的观点来看，青少年的训练造成身体失衡是多个因素共同作用导致的。如果人体处于不平衡的状态，想要尽可能完美和安全地做出体育运动所要求的复杂动作是不可能的。

青少年的身体越不平衡，他们在完成动作和学习技能方面的能力就越差，而这是决定他们是出类拔萃还是沦为平庸的关键。身体不平衡还会让他们受伤，甚至永远告别体育活动。

在体育活动中花了太多时间

认真实施"反思"部分的策略，你的孩子不仅改善了身体姿态，而且准备好了消除造成身体不平衡的因素之一，即仅在单一的、有组织的体育训练中进行专项化训练。

即便孩子选择的是一个全身性的、对从头至脚的肌肉都发出挑战的体育项目，但单一的体育项目仍只是对某些肌肉更有利。所以，青少年仅参与一种体育运动会让某些肌肉更强壮但会被过度使用，而另一些肌肉则相对较弱，更容易成为动作链条中的薄弱环节。

我经常在持续使用一侧身体进行的棒球、垒球、网球、高尔夫球运动的青少年身上观察到身体不平衡的情况。这些只用一侧身体进行的运动项目会加剧青少年身体不平衡的问题，使他们更容易在短时间内受伤。更糟糕的是，一侧身体花费了更多的时间进行训练会造成动作模式过于固定，以致平衡的交叉爬行模式都变得不再稳固。

认为体育活动是保持活跃的全部内容

一些原始反射仍然存在、关键动作模式受到削弱的最大原因就是你的孩子并没有达到足够的运动量，从而没有消除或建立在出生之后就应该被消除或建立的状态。

这点经常令很多家长困惑，他们认为既然孩子已经参与体育活动了，运动量应该足够。的确，孩子是在运动，但是消除本章提到的原始反射和建立交叉爬行模式的关键动作是在不同运动强度、不同运动项目中发生的。

重新恢复身体平衡仅通过参加一种体育活动是不行的。不管青少年在自己所从事的运动中训练多少小时，他们仍然只是集中地练习一种动作技能，而不是在多个层面上练习，也就不能让身体从头到脚均衡地得到训练。每个运动项目在绝大多数情况下都会锻炼特定的肌肉，不可能均衡地锻炼所有肌肉。

学校体育课的减少甚至被取消，以及体育教师对孩子负责的责任感下降也会造成青少年身体不平衡。根据《华尔街日报》的报道，82%的美国家长承认自己在小时候做家务，而仅有28%的家长让自己的孩子做家务。我甚至发现很多家长不管孩子是去训练还是去比赛，都会替孩子背训练器材，就好像私人球童一样。

家务活除了能够带给孩子一些显而易见的好处外，还能给孩子带来生理上的益处，那就是让他们的身体保持平衡。搬运日常生活用品、做园艺等日常的体力活动曾经是青少年生活中正常的一部分，但如今不是了，因为家长们担心孩子做家务会影响学习或训练。

我最大的担忧是青少年缺乏日常体育活动会阻碍其大脑和肌肉的连接。大脑需要感觉器官的刺激才能正常发育。当幼儿开始爬行和行走时，每一个动作的重复都有助于刺激和组织神经元，让大脑控制如理解、注意和记忆等认知过程。

感官体验建立了基础的神经网络，神经网络最终控制大脑进一步的发育。青少年的大脑经常受到不平衡方式的刺激，因此缺乏全身运动所带来的本体感觉的增加、整合和刺激，他们的注意力、聚焦点、认知、记忆力和创造力，甚至学习的欲望都会受到某种程度的削弱。

不平衡训练计划的坏处

美国运动训练方式总是与取得令人印象深刻和即刻的结果有关——"我们要成为最好的，并且我们现在立刻就要成功。"这种理念在青少年体育运动中大行其道。青少年的体育训练总是在让他们建立基础之前就急于要求他们更快、更高和更强。教练总是想尽早把运动技术教授给青少年，让6岁的儿童不断地全力挥拍而成为NCAA的网球选手。而与此同时，其他国家的年龄相同的孩子绝不会已经打球多年。

这有什么坏处呢？

1. 这会让儿童和青少年更强、更快，但不可持续

人体对运动训练产生适应既是福也是祸。身体对举重产生的刺激所做出的反应就是体型增大、力量与速度增加。教练通过增加训练变量（如训练的负重、重复次数和组数）来使青少年变得强壮，速度更快。

然而，很多青少年接受力量训练时才开始学习如何保证身体保持协调和平衡。他们的身体可能变强壮了，力量变大了，速度变快了，但是他们是在一个薄弱的基础上塑造身体，身体是不能承受和持续发展的。虽然青少年没有按照正确的顺序训练[①]，在爆发力或速度上也有提高，但带来了不良的后果。

青少年训练的方式就好像他们学习拼写自己的名字，他们能够以更快的方式写名字，或者用更大的力在纸上写字，但是名字却完全写错了！

青少年在任何力量练习中，在增加负重之前应先熟练掌握练习方法，如在深蹲中增加负重，就应该先掌握深蹲这个动作。世界上深蹲动作做得最好的人会不断重复下蹲这个最基本的动作技能，并且在没有任何负重或者仅用一根木棍做负重的情况下重复上千次这个动作。

在美国，绝大多数教练都会通过增加刺激（如负重）以取得即时的反应，这个反应就是塑造肌肉。他们会训练特定部位的肌肉来表达诸如功率、速度或力量的运动特征。如果青少年没有预先打造坚实的力量基础，那么这些"过度"发展的肌肉获得的功率、速度和力量将无法维持很长时间，周围未被发展的肌肉、关节和韧带不久就会无法支撑它们。

---

①联系上下文，此处的正确的顺序指的是在孩子具备了良好的身体平衡、身体意识、动作能力等基础上再提高身体的生理能力，如力量、速度、功率等——译者注

　　我不仅仅在普通青少年身上发现这种身体不平衡的问题，也在很多青少年运动员身上发现了。绝大多数来找我的业余运动员和职业运动员都好像是法拉利的引擎还搭载一个摩托车的引擎。当我深入观察他们身体功能时，却发现他们的身体功能很差。这就是遭受运动损伤的人数逐渐增加的原因。

　　如今的训练方式使越来越多的青少年的胸肌、斜方肌和股四头肌很强壮。股四头肌强壮意味着大腿前侧肌群比腘绳肌和臀部肌肉强壮。但青少年脚部的力量较差，中背部和下背部的肌肉发展得不够。如果你在他们身后就会发现他们的肩胛骨比正常人分开得更大。

　　试想一下，这种肌肉不平衡会造成什么影响？当肌肉比例协调时，相互拮抗的肌肉间就会和谐工作，所做的每个动作就会像跳舞一般。但是现在的情况是青少年的某些肌肉发展过度，而另一些肌肉未得到发展，做起动作来就好像是一个健美运动员与一个小孩在跳探戈。

　　2. 牺牲基础动作来获得短暂的技能

　　我先介绍一下运动表现金字塔：

　　·运动表现金字塔的底部是功能性动作，如蹲、弓步、基本的推和拉（如俯卧撑和引体向上），或者基本的、无额外负重的有助于发展耐力、姿态、身体意识、平衡和协调的动作。这些动作并不是某项运动的特定动作，而是我们孩童时期学到的动作。青少年应该在很长时间内重复做功能性动作，为此后的运动打下坚实的基础。

　　·运动表现金字塔的中间部分是功能性表现，就是当需要对功能性动作做出对抗时，身体是否能以更快的速度、加速度和更大的爆发力来做基本动作。

·运动表现金字塔的最上层则是功能性技能，就是将基本动作相互结合做出特定动作的技能，如击打棒球、投篮、踢球或出拳等。

建立身体平衡最好的方法是按照运动表现金字塔自下而上训练，但如今该金字塔的底部却并不是很多教练员在训练时的首要任务。所有项目的教练都应在训练时花费一定的时间让青少年进行功能性动作和功能性表现相关的训练，最后训练功能性技能。

速率、速度和爆发力已经成为教练衡量青少年运动表现的重要指标。青少年按照运动表现金字塔自上而下训练，提高这些指标很容易，但是维持却不容易。同时会让青少年过早表现出自己的最大能力而导致教练无法"教授"青少年速度，因为青少年的速度天生就处于某个水平上；无法使青少年投球的速度达到 152.89 千米 / 小时，因为基因已经给他设定了限制。

教练将运动表现金字塔倒转[1]，实际上是让青少年过早地表现自己的最大能力，这是如今发生在很多青少年身上的情况。他们似乎遥遥领先，而实际上很早就到了"天花板"，而且是在没有打造良好基础、无法运用功能性动作来保护他们身体免受潜在伤病的情况下。

穿不利于脚的鞋子

---

[1]运动表现金字塔中，一层能力是另外一层能力的基石，应该先从下至上训练，先打牢下一层的基础之后再训练上一层的内容。这里的"金字塔倒转"的意思是如今的大多数教练优先发展或重点聚焦的是最上层的功能性技能——译者注

来找我治疗的青少年中，有超过 90% 的人都存在足弓塌陷的问题。这是因为他们中的很多人穿着以为能提升自己运动表现的运动鞋，实际上穿的是毁了他们脚的运动鞋。

你有没有见过手臂或腿发生骨折后拆掉石膏的样子？骨折肢体的肌肉因为 6 个星期左右的石膏固定限制而缺乏使用，最后出现失用性萎缩。如今的高科技足部穿戴设备由于对脚减震过度和对足弓支撑过度而对青少年的脚产生了相似的影响。换句话说，那些价值 900 元的鞋子就是售价高达 900 元的石膏，代替了脚应该承担的职责。

如果青少年长时间穿着过度减震或对足弓过度支撑的鞋子，大脑与足部产生沟通，并获知足部的一些区域得到了支撑和缓冲，于是就不再"花心思"担心相应的韧带和肌肉的力量，因为鞋子会完成这些肌肉和韧带原有的工作。

青少年展示的动作，无论是挥杆、投掷、踢、蹬地还是跳跃，所有动作都需要身体发力接触地面。那么是哪块肌肉或部位首先接触地面呢？

脚。

现在发生在青少年身上的一些情况就是所有过度发展的肌肉堆积在两只未得到良好发展的脚上，而这两只脚对地面的作用和反作用又非常关键，如果它们的力量不足就无法支撑起身体的重量，无法完成所有平面上的动作。所有同步的动作都会崩溃，从而导致青少年的运动表现下降，甚至受伤。

急促而不是平稳的呼吸

当青少年来到我的办公室时，我会观察他们的一切，尤其是他们的呼吸方式。绝大多数人通常是通过嘴将空气吸入胸腔，而不是通过鼻子进入隔膜或者腹部。

绝大多数青少年的呼吸都不正确。如果用胸式呼吸，吸入的空气少，大约仅利用了 2/3 的肺部。如果没有更多的空气进入肺部，那么便无法让更多的氧气进入血液。而更多的氧气能够带给青少年更多的能量、注意力和敏锐度。

是不是因为你总是说"让我挺起胸膛"，让你的孩子养成了错误的呼吸习惯？我认为孩子养成错误习惯的原因是受交感神经主导。当他们感到恐惧或受到惊吓，他们的自然反应不是通过鼻子吸气或呼气，而是提升肩部，扩张颈部肌肉，本能地用嘴呼吸。现在的青少年由于本能地采取浅呼吸，导致他们在运动中进行正确呼吸非常困难。

第十章

让身体重回平衡

消除反射停滞和重建失去的模式都需要运动。使身体恢复平衡，每块肌肉都要精确地与其他肌肉一起工作。青少年提高运动能力，更好地完成技术和战术，避免受伤，并使身体适应任何运动的要求，都需要正确的运动模式。

将 LTAD 落实到青少年训练中

世界上最健康的城市（如冲绳和温哥华）并不是得益于更好的食物、更多的健身房或更新鲜的空气。当地居民在健康方面表现出色是因为运动是他们日常生活的组成部分。更重要的是日本和加拿大(还有俄罗斯和其他一些国家)明白实施运动员长期发展模型(LTAD)的重要性，该模型描述了运动员在特定年龄和阶段(而且只在特定年龄和阶段)需要做的事情。

采用 LTAD 的国家的训练、比赛和康复计划都是围绕青少年的发展年龄而设计的，这意味着要对青少年的身体、心理和情感成熟度进行综合评估，而不是只根据他们的实际年龄。因此，这些国家的青少年的受伤率较低，整体健康状况较好，而且他们一生都在从事体育运动。

LTAD 的指导方针非常广泛，每个人都可以从中找到适合自己水平的方案和进度。青少年不必担心"没有达到应有的水平"就被认为是不合格。相反，青少年在某一时刻自然达到的水平不应该被认为有缺陷或落后于他人。

导致功能障碍的 3 个方面

我经过长期实践发现，几乎每种损伤都是 3 个不同区域发生功能障碍引起的。这 3 个区域是肩胛骨和肩袖肌群、臀部肌肉、小腿前部和足踝复合体。这 3 个区域肌肉的作用与身体所有肌肉的作用一样，都是吸收力。如果肌肉不吸收力，那么力就会转移到其他地方，这是不可改变的。力一直会持续下去，除非被吸收。但如果这 3 个区域中的任何肌肉由于缺乏活动、受伤、受到神经干扰、专门从事一项体育活动，或是由于不当训练而导致薄弱，就不能将力合理吸收。力不能被有能力、完整、强壮、柔软的肌肉吸收，别无选择就会进入韧带、关节、椎间盘、半月板、筋膜和骨骼。

青少年遭受运动损伤的基本原因是身体无法吸收力。这 3 个区域并没有引起大多数青少年家长和教练的重视，结果就导致青少年受到了许多不同程度的损伤。

当我第一次向家长指出其孩子有这些功能障碍时，最大的挑战是让家长了解他们的孩子存在的问题是什么。大多数时候，他们不会认为孩子有功能障碍的问题，除非孩子感到特定区域有疼痛。功能障碍最初的表现不是疼痛。疼痛通常是最后出现的症状，也是最先消失的症状。

以下 3 个方面的障碍可能会阻碍青少年发挥出最佳水平。

1. 肩胛骨和肩袖肌群

肩部是手臂加速的支点。网球挥拍、排球上手发球、篮球对抗防守者、滚翻时支撑身体、投球、游泳划水等都是肩部有力地向后拉、向前伸的结果。肩部作为支点转动肌肉的动作都需要肩袖肌群。如果肩胛骨和肩袖肌群中的任何一个或两个功能失调，不能吸收适当的力，力就会继续存在。对有些青少年来说，力会到达肘部内侧，可能使他们最终不得不做汤米•约翰手术。对有些青少年来说，力可能会影响较小的肌肉、肩胛或其他组织，如关节唇（肩部球窝关节周围的软骨）、肱二头肌肌腱（连接肱二头肌与肩部），或者导致肩袖肌肉撕裂。

即使一项运动不需要投掷，肩胛骨的功能障碍仍然会导致腰部以下出现问题。当青少年田径运动员、篮球运动员或足球运动员的脚趾、脚踝或膝关节出现问题时，他们不相信自己的肩部功能也不正常。这一切都与青少年失去了交叉爬行模式有关。

跑步时，肩胛骨周围的肌肉和腿部肌肉产生反射性反应，肘部向后时收缩、向前时放松。当左肘向后摆动时，左腿向前弯曲，反之亦然。但是如果交叉爬行模式消失了，肘部的动作和腿部的动作就会失去同步性。这可能会导致肩胛骨出现更多的功能障碍，并蔓延到腿而影响行走。

2. 臀部肌肉

当臀部肌肉（臀大肌、臀中肌和臀小肌）功能不全时，从下到上和从上到下的力都不能按顺序传递。如果青少年的臀部肌肉很弱，他们的身体就不太稳定，这就会导致其运动效率低下、能量损失，以及需要重新调整其他的部位来接受力，从而增加其他部位（如膝关节、脚踝和下背部等）受伤的风险。

臀部肌肉功能失调也阻碍了髋部的功能，而髋部对于稳定、爆发、移动和姿势改变等任务至关重要。通常，大脑对弱的臀部肌肉的自然反应是臀屈肌无力，将臀屈肌置于"锁定模式"，并收紧腰部、缩小步幅，以保护臀部以下的肌肉和结构。

臀部肌肉功能失调还会导致腘绳肌运动过度。髋部伸展、大腿向后运动时，臀大肌做了大部分的工作。但当臀大肌的能力不足时，腘绳肌就会参与进来帮助臀大肌使髋关节伸展，超过负荷就会导致腘绳肌拉伤。然而，腘绳肌拉伤通常被归咎于青少年没有适当热身、拉伸，以及膝关节问题。

3. 小腿前部和足踝复合体

大多数人把小腿肌肉和脚看作身体的两个单独部分，实际上，小腿肌肉同时嵌入脚底和脚背，所以它们应该被视为一个整体。

跑步产生的力可能是青少年体重的 3 倍。当这些力没有被正确吸收时，增加的力就会转移到肌肉、膝关节、腿、躯干、肩部和肘部。这不仅仅影响青少年的跑动，而且会影响他们其余的动作。

正如我之前提到的，无论青少年参加什么运动，他们每次抬起脚和放下脚的时候，小腿前部和足踝复合体这个区域都会自然地发生运动。所以，即使你的孩子没有肩部、髋部或臀部的功能障碍，如果小腿前部和足踝复合体这一区域的功能被忽视，那么所有肌肉的功能将大打折扣。

每个青少年都想跑得更快、跳得更高、击球或踢球更有力、掷球掷得更远等。这些技能的获得都取决于身体在地面上的压力或拉力。

如果青少年想改善膝关节以上的每块肌肉的功能和动作，集中精力进行任何运动或练习，就要提高在固定的表面（如球场、田径场、健身房的地板、游泳池的池壁）上创造力的能力。

抓住每个机会练习 4-1-8-1 呼吸技术

通过坚持实施汤米·约翰解决方案的 4 个步骤，青少年将慢慢摆脱受交感神经支配的状态。他们用嘴呼吸使空气到胸部的次数减少了，更多地通过鼻子呼吸而使空气到肺部，这会自然产生副交感神经反应，有助于放松和恢复。有一种方法可以使这种呼吸技术更加有效，那就是 4-1-8-1 呼吸技术。它不仅可以增加富含能量的氧气，而且会自然地锻炼核心肌肉。

（1）一开始把嘴完全闭上，开始用鼻子尽可能地深吸气并数到 4，集中精力让尽可能多的氧气充满肺部，胃应该向外扩张。

（2）屏住呼吸，数数字 1。

（3）呼气的时间至少是吸气时间的 2 倍。如果需要数 4 下才能让氧气充满肺部，那么在呼气的时候至少需要数 8 下。应该感觉到氧气以一种缓慢而稳定的速度在身体中蔓延。这种缓慢的节奏是至关重要的，有助于促进副交感神经系统的反应。

（4）一旦呼出了所有的废气，停下来数数字 1。

（5）重复这个过程至少 10 次。

只要你的孩子愿意，随时都可以练习 4-1-8-1 呼吸技术。 这项技术练习得越多，给你的孩子带来的好处就越多。睡前是练习这个技术的最佳时间，因为这个时间段是一天中最没有理由偷懒的时候。你的孩子最好能在不同类型的环境中练习这种技术，如在球场上、在学校里、在往返训练或比赛的车上等。

在自我怀疑的时候练习 4-1-8-1 呼吸技术。 当你的孩子对田径场、球场或运动馆有负面想法的时候，4-1-8-1 呼吸技术也可以派上用场，因为它可以消除他们的焦虑。

练习 4-1-8-1 呼吸技术时不要用秒表。 4-1-8-1 呼吸技术并不是要求时间必须准确。使用秒表会有帮助，但会让一些孩子觉得这项技术有压力。因此，让他们自己在心里慢慢数。他们所谓的"1 秒"是否比真正的 1 秒长并不重要，只需要尽可能缓慢地吸入氧气、暂停，再用比吸入氧气更长的时间呼出，停下来然后重复即可。

比上次练习的时间更长。 4-1-8-1 呼吸技术的目标是尽可能延长呼吸的时间。根据吸气的次数，每次呼气的时间至少是吸气的 2 倍。如果你的孩子暂时做不到也没有关系，练习的次数多了，这种呼吸方式就会成为其第二天性。我看过一些青少年掌握这种技术后，在 3 分钟内只呼吸 3 次。

不要担心你的孩子在运动中不使用呼吸技术。 青少年在比赛时会因为交感神经的状态而受益，因为他们的身体需要准备好进入运动状态。问题是大多数孩子现在都受交感神经支配，最初的能量储备会因为交感神经经常处于待命状态而略微减少。

4-1-8-1 呼吸技术和汤米·约翰解决方案中的其他步骤都可以使青少年的副交感神经处于活跃状态。当他们进行运动和触发自然的交感神经反应时，能量的峰值将更加明显。

重视脚

对青少年来说，脚就只是脚，但对他们的肌肉和大脑来说，脚是一种减震传感器，有助于减轻活动的力，并为大脑提供有关力转换的信息。那么，你的孩子应该穿什么样的鞋来增强他们脚部的力量，防止不必要的力传到他们的骨骼、肌腱、较弱的肌肉和韧带呢？

只要有可能就不要穿鞋

如果有光脚的机会，你就告诉你的孩子不要穿鞋。黄金标准就是让自己的脚，以及所有的肌肉和肌腱做自己的工作，以正常发育。

不管你信不信，光脚也适合跑步。格拉纳达大学（University of Granada）最近的一项研究发现，光脚跑步可以改变脚着地的方式而降低受伤的风险。科学家们发现，跑步者穿鞋跑步时，脚跟先着地；光脚跑步时，前脚掌先着地。如果你决定让你的孩子试着光脚跑步，那么要慢慢地将这种变化融入他的训练中，因为突然转换会增加他受伤的风险，他的身体适应至少需要 3 个月。

你的孩子若在短时间内改善了姿势和平衡，那么他们正在降低受伤（如应力性骨折、肩袖撕裂、滑囊炎、尺侧副韧带撕裂、跟腱炎、棒球肘、胫痛综合征、跖筋膜炎等）的风险。如果你的孩子不愿意光脚走路，那么穿上袜子也是一种选择。理想情况下，青少年应该尽可能多地增加皮肤接触地面的时间，前提条件是地面要保证安全和干净。

鞋必须是平底的和宽的。鞋一定要是平底的，鞋跟和脚趾之间的高度变化尽可能小到没有。此外，鞋的大小应合适，以保持脚的自然形状。大多数运动鞋都太窄，导致脚趾向内而造成功能障碍。远离任何承诺有"光脚"感觉但将脚趾分开的鞋，因为这种鞋子会阻止脚以其应有的方式工作。

夏天可以穿那种包裹在脚上的凉鞋，而不要选择人字拖。即使人字拖有一个薄的鞋底，但是其力学机制会阻止脚正常工作。正常走路时，大脚趾在脚离开地面时是向上弯曲的；穿人字拖走路时，大脚趾在脚离开地面时是向下弯曲的。一双裹住脚的薄底凉鞋可以防止这种情况发生。

汤米・约翰解决方案重构简化清单

1. 不要花太多的时间在体育活动上。
2. 不要认为体育活动是你的孩子保持活跃的全部内容。
3. 避免不平衡的训练计划。
4. 不要穿不利于脚的鞋子。
5. 不要害怕而导致呼吸不稳。
6. 试着把LTAD落实到青少年的训练中。
7. 导致功能障碍的3个方面：
   - 肩胛骨和肩袖肌群
   - 臀部肌肉

- 小腿前部和足踝复合体

8. 抓住每个机会练习 4-1-8-1 呼吸技术。

- 只要你的孩子愿意，随时都可以练习 4-1-8-1 呼吸技术。
- 在自我怀疑的时候练习 4-1-8-1 呼吸技术。
- 练习 4-1-8-1 呼吸技术时不要使用秒表。
- 比上次练习的时间更长。
- 不要担心你的孩子在运动中不使用呼吸技术。

9. 重视脚。

- 只要有可能就不要穿鞋。
- 必须穿鞋的时候，选择平底的、宽的鞋。

再进化方案

再进化方案是基于 LTAD，解决和纠正 3 个功能障碍区域的常规疗法，同时恢复结缔组织，将血液引入关节，清除杂质，并将营养物质输送到身体最需要的地方的方法。

再进化方案不仅能让你的孩子成为更优秀的运动员，还能让他在生理和精神上成为更优秀的人。

8 岁以下的孩子

这本书不适合 8 岁以下的孩子。我给他们的运动处方很简单，那就是让他们玩。

如果你的孩子在参加测试时出现了功能障碍，不用担心。通过"反思""补充""恢复"，他们的生活就能有所改变，一直到他们 8 岁。事实上，当你的孩子接受汤米·约翰解决方案时，他们就会变得更健康、更能快速恢复身体，为参与体育活动做的准备就更充分，参与体育活动时的效果就会更加显著。

有一些家长不能确定什么样的活动对他们的孩子来说是最好的，所以我咨询了杰里米·弗里奇（Jeremy Frisch）[马萨诸塞州柯林顿市（Clinton, Massachusetts）的运动表现培训主管、圣十字体育部门的前助理体能教练] 几个方法。这些小的障碍游戏很有趣，容易设置，最重要的是这些游戏通过一系列随机组合能帮助青少年实现身体进化。

最受孩子们欢迎的活动包括：

• 围着锥桶、椅子、草丛行走，慢跑和冲刺跑，穿过呼啦圈或轮胎，越过跨栏或圆木，爬上台阶或小山丘。

• 做短距离的模拟动物行走的动作或体操动作，如熊爬、蟹走、滚翻动作等。

• 跳过锥桶、小栏架、石头、圆木或放在地面上的绳子、树枝、成堆的树叶等。

• 在桌子下或草地上爬行，穿过旧箱子，在体操垫子上、在倒下的树干上或在小坡上爬上爬下。

• 跳绳。

• 举起石头，捡起或堆起木柴，捡起一个轻沙袋或提几桶水。

• 将不同的物体（如球、小石头或木棍）扔向目标或远处。

实施再进化方案的规则

再进化方案分为 3 个独立的阶段：初级、中级和高级。

1. 无论你的孩子多大，他们在测试中的得分有多高，都要从初级水平开始

尽管我让你们给孩子测试，并根据他们的生理年龄给他们打分，但再进化方案的妙处在于它只关注功能性年龄。这是大多数青少年从未经历过的事，所以无论他们的运动能力多大都要从头开始。他们发展到中级或高级的速度将取决于他们的身体发展的速度。

注意：即使你的孩子的每项测试都取得了优异成绩，而且你觉得有必要让他从中级水平开始练习，这也是可以的。然而，请记住，这部分内容只是整个汤米·约翰解决方案的一部分。

如果你的孩子是我的客户，我仍然会让孩子从初级水平开始，循序渐进地提高，并期望孩子提高的速度更快。

2. 坚持初级水平训练 3 个月，在每月月底重新测试

如果你的孩子在 3 个月后没有任何改善

你也不要担心，因为孩子终究会改善的，只是需要更长的时间，这取决于他有多少身体功能障碍需要纠正。你的孩子可能正在弥补一生的损失，所以这需要时间。你也仔细想想：

- 你是否给孩子在一个学期中安排了很多体育活动？
- 孩子的付出是否达到了你的期望？
- 是否还有其他因素阻碍孩子进步？

不管你的答案是什么，让你的孩子继续做 1 个月的初级水平的练习，每个月都参加测试，直到他进步。

147

如果你的孩子有进步

仍要在初级水平中寻找适合他的练习方法并坚持下去，直到他准备好进入中级训练阶段。或者他感到初级水平的练习不再有挑战，就可以进行中级阶段的练习了。

3. 一旦你的孩子达到中级水平，同样的规则仍然适用。坚持 3 个月中级水平的练习，让孩子在每月月底重新测试

如果你的孩子在 3 个月后没有任何改善

问问自己：

• 你的孩子是否处在一个活动非常多的时期？

• 你的孩子是否投入了你所期望的精力？

• 是否有其他因素阻碍了你的孩子进步？

不管答案如何，让你的孩子继续进行 1 个月的中级训练，然后每月月底都进行测试，直到他们有所改善。

如果你的孩子有进步

仍要在中级水平中寻找适合他的练习方法并坚持下去，直到他准备好进入高级训练阶段。或者他感到中级水平的练习不再有挑战，就可以进行高级阶段的练习了。

4. 一旦你的孩子达到高级水平，孩子可以选择做任何一项练习

只要你的孩子愿意，高级水平的练习想练多久就练多久。或者偶尔（如每周 1 次或每月 1 次）切换到中级或初级水平的练习，重新学习基础知识。

5. 不能只练方案的某一个部分

再进化方案是我用在我的客户身上的一个流程，它非常有效。如果你觉得放弃某些练习也能达到同样的效果，那么你会缩短孩子的锻炼时间，限制他们的潜力发挥。换句话说，如果你只做了方案的75%，那么你就只能得到75%或更少的结果。

如果你的孩子只遵循汤米·约翰解决方案的某个部分，把时间花在额外的活动中，这将会再次损害他的身体。所以，你要让孩子有更多空闲的时间来执行这个方案，提升他们的整体表现。

不要气馁，保持兴奋

你的孩子使用再进化方案就是要从头到脚"修复"自己的身体，把所有不正常的功能都恢复正常。

如果你希望孩子快速解决所有的功能障碍问题，就问问自己需要多长时间来治愈骨折或者让僵化的关节恢复活动能力。你不会指望需要4~6个月才能治愈的骨折能在1个月内痊愈，也不会指望需要6~9个月才能完全恢复活动的关节在2~3个月就完全恢复。

说实话，如果你的孩子因为一些原因一直都没有从初级水平升到中级水平，那也没关系。你要认识到这不是一场比赛，只是让你的孩子尽量掌握每个动作。

练习的最佳时间

不管你的孩子是喜欢在早上练习、放学后练习，还是在睡觉前练习来获得一个好的睡眠，这都无关紧要。他们的身体时刻准备着出发，所以最好的时间就是当他们不会被任何事情分心的时候。这样，他们就可以把所有的注意力都投入到训练中。

然而，这并不意味着如果他们错过了一个完美的练习时间就应该放弃锻炼。如果他们因为某种原因觉得自己的精力没有平时那么充沛也没关系。他们开始一个新的练习的时候不一定要准备好和休息好，只是他们的练习速度会比预期更慢一些或练习效率更低一些。

需要的器械

在再进化方案中，许多练习不需要任何器械，但有一些练习需要。你可以购买一对哑铃、一根引体向上杆，这些器械的费用是60~120元。

我推荐的每种器械的寿命都很长，远远超过青少年运动的时间。这意味着他们从小学到大学都能使用这些器械，甚至在大学毕业后的很长一段时间内都能使用。

鞋：在理想的情况下，青少年在每次练习中都应该光脚或者穿鞋的时间尽量少，以保证脚尽可能地接触地面。

如果你的孩子觉得在某些日子内不可能完成部分练习，那么有以下选项：

缩短练习时间

如果不能做 2~3 次的整套练习，那么可以尝试 2 次或 1 次。虽然练习次数减少对身体发展的影响小，但至少你的孩子做了练习。

分散练习

如果你的孩子不能在一段时间内完成所有的练习，那就尝试按顺序分散进行。如在上学前做 1~2 次练习，在等车的时候做 1~2 次练习，在操场上再做 1~2 次练习；在晚饭前做几项，在睡觉前完成整套练习。

跳到练习方案的最后

如果你的孩子因为一些原因不能做完一套练习，那么至少要完成脊柱保健综合练习，这是每个练习方案的最后部分（所有等级都是如此）。

脊柱保健综合练习只有 7 个动作，需要的时间很少，不需要任何设备，主要是增强力量、耐力、稳定性和保护孩子的中枢神经系统（脑和脊髓）。中枢神经系统控制身体其他的系统。如果中枢神经系统没有处于最佳状态，其他系统就会受其影响。

脊柱保健综合练习如此重要，为什么要放在每次练习的最后？我是这样对我的病人说的："当一个艺术家画完一幅画时，需要喷上一种丙烯酸喷雾剂来锁定它。"脊柱保健综合练习就相当于丙烯酸喷雾剂，将孩子通过练习所得到的积极状态封存起来直到第二天。

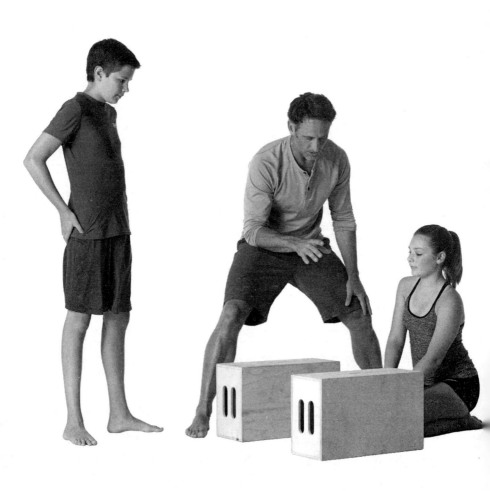

再进化方案实例

初级水平

原则

• 初级水平分为两个阶段：第一阶段和第二阶段。

• 从第一阶段的练习内容开始，第二天练习第二阶段的内容。此后两个阶段的练习交替进行。

• 如果你的孩子一周内需要休息，则可以每周休息1天，但我建议他一直坚持练习。

• 如果你的孩子因为一些原因请了1天假，我仍然建议他坚持做脊柱保健综合练习。

• 如果你的孩子在练习过程中需要停下来，就让他站在原地用鼻子深呼吸一两次，然后继续。他可以根据需要多次暂停进行深呼吸，但每次深呼吸1~2次即可。

• 如果你的孩子精力充沛，他在1天内完成2个阶段的练习也是可以的，但要在每个阶段的练习之间间隔6小时。

◎ 第一阶段

热身

按顺序做下面的12个练习，一个接一个做，中间不要休息。

• 勾脚跳（30秒）。

• 振臂抖动（15次）。

• 俯卧撑或跪姿俯卧撑（5~10个）。

- 囚式深蹲（20 个）。

- 勾脚跳（30 秒）。

- 脊柱旋转（15 次）。

- 俯卧撑或跪姿俯卧撑（5~10 个）。

- 囚式深蹲（20 个）。

- 勾脚跳（30 秒）。

- 摸脚尖（15 次）。

- 俯卧撑或跪姿俯卧撑（5~10 个）。

- 囚式深蹲（20 个）。

继续练习之前，至少休息 3~5 分钟。

练习 A

有序进行下面的练习，中间不要休息。

- 3 个方向（腿向前、向侧、向后）的髋关节绕环（顺时针和逆时针各重复 25 次，每条腿重复做）。

继续练习之前，至少休息 3~5 分钟。

练习 B

有序进行下面的练习，中间不要休息。

- 深蹲（30 秒）。

- 10 米踏步。

- 后退走回起点，然后重复向前走和后退走循环 3 次。

继续练习之前，至少休息 3~5 分钟。

小贴士：

向前走时，如果不能测量距离就数步数。每条腿走 15 步，左腿和右腿总共走 30 步。

如果是在室内锻炼，可以在原地踏步，每条腿踏 15 步。后退走用站着休息 30~60 秒代替，然后重复。

练习 C

有序进行下面的练习，中间不要休息。

- 深蹲（30 秒）。

- 30 米 A 式跳跃。

- 随意后退走回起点，然后重复（总共 3 圈）。

继续练习之前，至少休息 3~5 分钟。

小贴士：

如果不能测量距离就数步数。每条腿跳 15 次，左腿和右腿总共 30 次。

如果是在室内锻炼，可以原地跳，每条腿跳 15 次。后退走用 30~60 秒的休息代替。

练习 D

有序进行下面的练习，中间不要休息。

- 俯卧支撑或跪姿俯卧支撑（30 秒）。

- 自由女神式上举（每只手臂 20 个）。

- 休息 1~2 分钟，然后重复 2 次（共 3 次）。

继续练习之前，至少休息 3~5 分钟。

练习 E

有序进行下面的练习，中间不要休息。

- 俯卧支撑或跪姿俯卧支撑 30 秒。

- 提拉肩胛（小幅度）（20 次）

- 休息 1~2 分钟，然后重复 2 次（共 3 次）。

继续练习之前，至少休息 3~5 分钟。

小贴士：

如果孩子因为没有引体向上杆而不能做提拉肩胛（小幅度），则可以用单臂持重物俯身侧举来代替（每只手臂用 0~0.5 千克的重量重复 20 次）。

练习 F

有序进行下面的练习，中间不要休息。

• 提踵（50 次，提踵至最低位置和最高位置时暂停）。

不要休息，继续做脊柱保健综合练习。

脊柱保健综合练习

• 颈部绕环（单向 15 次）。

• 颈部侧屈（每侧 15 次）。

• 颈部弯曲和伸展（每组 15 次）。

• 脊柱滚动（15 次）。

• 脊柱侧弯（每侧 15 次）。

• 脊柱扭转（单向 15 次）。

• 交叉爬行超人（每侧 100 次）。

◎ **第二阶段**

热身

与第一阶段的练习内容一样。

在继续训练之前，休息至少 3~5 分钟。

练习 A

• 站立式屈腿（左腿 50 次）。

• 休息至少 3~5 分钟。

• 站立式屈腿（右腿 50 次）。

休息至少 3~5 分钟。

练习 B

有序进行下面的练习，中间不要休息。

• 弓步保持（左腿在前，30 秒）。

• 摆臂（20 个，负重 0.5 千克）。

• 弓步保持（右腿在前，30 秒）。

• 休息 1~2 分钟，然后左、右腿各重复 5 次（共 6 次）。

继续练习之前，至少休息 3~5 分钟。

练习 C

有序进行下面的练习，中间不要休息。

• 俯卧支撑或跪姿俯卧支撑（30 秒）。

• 持哑铃前平举抓取（20 个，每只手臂负重 0.5 千克的哑铃）。

• 休息 1~2 分钟，然后重复 2 次（共 3 次）。

继续练习之前，至少休息 3~5 分钟。

练习 D

有序进行下面的练习，中间不要休息。

• 俯卧支撑或跪姿俯卧支撑（30 秒）。

• 提拉肩胛（小幅度）（20 个）。

• 休息 1~2 分钟，然后重复 2 次（共 3 次）。

继续练习之前，至少休息 3~5 分钟。

小贴士：

如果孩子不能做提拉肩胛（小幅度），可以用单臂持重物俯身侧举代替（每只手臂负重 0~0.5 千克，重复 20 次）。

练习 E

• 勾脚跳（练习 60 秒，休息 60 秒，然后重复）。

• 不要休息，立刻做脊柱保健综合练习。

脊柱保健综合练习

• 与第一阶段的练习内容相同。

中级水平

规则

• 中级水平分为 3 个阶段：第一阶段、第二阶段和第三阶段。

• 从第一阶段的练习内容开始，第二天练习第二阶段的内容，第三天练习第三阶段的内容。之后按照这个顺序练习。

• 如果你的孩子在一周内需要休息，可以每周休息 1 天，然后按照顺序重新开始日常练习。

• 如果你的孩子因为一些原因请了 1 天假，我仍然建议他做脊柱保健综合练习。

• 如果你的孩子在练习过程中需要停下来，让他站在原地用鼻子深呼吸一两次，然后继续练习。他可以根据自己的需要多次暂停做深呼吸，每次只做 1 次或 2 次即可。

• 如果你的孩子精力充沛，一天练习两个阶段的内容也是可以的，只要在练习之间至少间隔 6 小时，并按照规定的顺序做每个阶段的练习即可。例如，如果你的孩子想在第一天练习第一阶段和第二阶段的内容，第二天练习第三阶段和第一阶段的内容，第三天练习第二阶段和第三阶段的内容，这都没问题。

◎ 第一阶段

热身

按顺序做下面的 14 个练习，中间不要休息。

- 勾脚跳（60 秒）。
- 振臂运动（15 次）。
- Y 字伸展（15 次）。
- 俯卧撑反弹或跪姿俯卧撑反弹（5 个）。
- 蹲跳（5 次）。
- 脊柱扭转（15 次）。
- 脊柱侧弯（每侧 15 次）。
- 俯卧撑反弹或跪姿俯卧撑反弹（5 个）。
- 蹲跳（5 次）。
- 直臂俯撑交替提膝（15 次）。
- 蝎子摆尾（15 次）。
- 俯卧撑反弹或跪姿俯卧撑反弹（5 个）。
- 蹲跳（5 次）。
- 勾脚跳（60 秒）。

继续练习之前，至少休息 3~5 分钟。

练习 A

- 站立式屈腿（左腿 100 次）。
- 继续练习之前，至少休息 3~5 分钟。
- 站立式屈腿（右腿 100 次）。

继续练习之前，至少休息 3~5 分钟。

练习 B

有序进行下面的练习，中间不要休息。

• 负重深蹲（30 秒）。

• 弓箭步跳（每条腿 30 次）。

• 休息 1~2 分钟，然后重复 4 次以上（共 5 次）。

继续练习之前，至少休息 3~5 分钟。

练习 C

有序进行下面的练习，中间不要休息。

• 负重深蹲（30 秒）。

• 30 米高抬腿跑。

• 随意走到起始位置，如果需要的话额外休息 1~2 分钟，然后重复循环 4 次（共 5 组）。

继续练习之前，至少休息 3~5 分钟。

小贴士：

如果不能测量距离，就数步数。每条腿走 15 步，总共 30 步。

如果是在室内锻炼，那么每条腿做 15 次快速俄罗斯弓步。之后休息 2 ~ 3 分钟，再重复这个循环。

练习 D

把下面的每个动作都做好，不要休息。

• 俯卧支撑（10 秒）。

• 俯卧撑（9 次）。

• 俯卧支撑（10 秒）

• 俯卧撑（6 次）。

• 俯卧支撑（10 秒）

• 俯卧撑（3 次）。

• 休息 2~3 分钟，再重复以上练习 2 次（共 3 组）。

继续练习之前，至少休息 3~5 分钟。

小贴士：

如果你的孩子在重复练习时失败，不要停止。相反，让他简单地跪着完成重复的次数，然后回到一个固定的位置（踮起脚尖）以保持姿势。如果他们坚持下来，最终会随着时间的推移而拥有力量和耐力。

练习 E

把下面的每个动作都做好，不要休息。

• 肱二头肌弯举保持（10 秒）。

• 做 9 个快速的肱二头肌弯举。

• 肱二头肌弯举保持（10 秒）。

• 做 6 个快速的二头肌弯举。

• 肱二头肌弯举保持（10 秒）。

• 最后做 3 个快速的肱二头肌弯举。

• 休息 2~3 分钟，再重复以上练习 2 次（共 3 组）。

继续练习之前，至少休息 3~5 分钟。

小贴士：

为每个运动员找到最佳的重量是很棘手的。当你的孩子第一次尝试这个循环时，从较轻的重量开始。如果他感觉这部分练习太容易，可以让他每次尝试增加 1~2 千克的重量，直到孩子在 3 组之后发现负荷重量会导致肌肉疲劳。

由于练习是重复的，所以每次使用较轻的重量时确保孩子不要把手臂固定在底部。

练习 F

- 单腿提踵（每条腿重复 50 次）。
- 不要休息，立刻做脊柱保健综合练习。

小贴士：

每次提踵，在最高点和最低点都暂停。

在许多动作不正确的青少年身上会发生这样的情况：股四头肌和臀肌"关闭"。当他们站起来时，膝关节弯曲，臀部向后下坠。这是一种不应该存在的损伤模式。为了防止损伤，孩子在锻炼期间要固定住膝关节，以防止臀部向前。

脊柱保健综合练习

- 颈部环绕（单向 30 次）。
- 颈部侧屈（每侧 30 次）。
- 颈部弯曲和伸展（每组 30 次）。
- 脊柱滚动（30 次）。
- 脊柱侧弯（每侧 30 次）。
- 脊柱扭转（单向 30 次）。
- 交叉爬行超人（每侧 200 次）。

◎ 第二阶段

热身

和第一阶段的练习内容一样，在继续训练之前休息 3~5 分钟。

练习 A

- 3 个方向的髋关节绕环（左腿向前、向侧、向后，顺时针和逆时针各重复 50 次）。

• 休息 3~5 分钟。

• 3 个方向的髋关节绕环（右腿向前、向侧、向后，顺时针和逆时针各重复 50 次）。

继续练习之前休息 3~5 分钟。

练习 B

有序进行下面的练习，中间不要休息。

• 负重弓步（左腿在前，30 秒）。

• 蹲跳（10 次）。

• 负重弓步（右腿在前，30 秒）。

• 休息 1~2 分钟，然后重复练习 9 次以上（共 10 次）。

继续练习之前休息 3~5 分钟。

练习 C

有序进行下面的练习，中间不要休息。

• 俯卧支撑（60 秒）。

• 单臂持哑铃前平举（每只手臂 50 次，使用 1 千克的哑铃）。

• 休息 1~2 分钟，然后重复 1 遍（共 2 次）。

继续练习之前休息 3~5 分钟。

练习 D

有序进行下面的练习，中间不要休息。

• 俯卧支撑（60 秒）。

• 哑铃侧平举抓取（每只手臂 50 个，使用 1 千克的哑铃）。

• 休息 1~2 分钟，然后重复 1 遍（共 2 次）。

继续练习之前休息 3~5 分钟。

练习 E

有序进行下面的练习，中间不要休息。

- 俯卧支撑（60 秒）。

- 引体向上或肩胛上拉（30 个）。

- 休息 1~2 分钟，然后重复 1 遍（共 2 次）。

继续练习之前休息 3~5 分钟。

小贴士：

做引体向上或肩胛上拉的动作方法：开始时，在一次上拉中尽可能向上，暂停 1~2 次呼吸，然后继续完成剩下的 30 次重复的肩胛上拉。

练习 F

- 勾脚跳（3 分钟）。

- 不要休息，立刻做脊柱保健综合练习。

脊柱保健综合练习

- 颈部绕环（单向 30 次）。

- 颈部侧屈（每侧 30 次）。

- 颈部弯曲和伸展（每组 30 次）。

- 脊柱滚动（30 次）。

- 脊柱侧弯（每侧 30 次）。

- 脊柱扭转（单向 30 次）。

- 交叉爬行超人（每侧 200 次）。

◎ 第三阶段

热身

本阶段练习不需要热身。练习方式是热身、练习和恢复的结合。

练习

重复做下面的每个练习，保持最大的运动范围和对抗重力 3 分钟。

如果孩子在任何练习中失败了，并且在 3 分钟计时结束前停止（这是肯定会发生的），就让他在停止的情况下深呼吸，然后继续练习。目标是在不损伤身体的情况下进行锻炼，同时尽可能少地呼吸。如果孩子的姿势不是最佳的，我不在乎孩子是否能坚持 3 分钟的练习而不休息，即使坚持不下去也要保持姿势完美。

- 直立，抬腿（左腿）；休息 3~5 分钟。
- 直立，抬腿（右腿）；休息 3~5 分钟。
- 负重深蹲；休息 3~ 5 分钟。
- 站位体前屈；休息 3~5 分钟。
- 负重弓箭步，左腿向前；休息 3~5 分钟。
- 负重弓箭步，右腿向前；休息 3~5 分钟。
- 负重俯卧支撑；休息 3~5 分钟。
- 负重悬垂；休息 3~5 分钟。
- 负重单脚提踵，左腿；休息 3~5 分钟。
- 负重单脚提踵，右腿。

小贴士：

当你的孩子对这些动作越来越熟练时，他不需要在每次运动之间休息那么长时间，可以自由地将练习之间的时间减少到 3 分钟以下。只要孩子达到一定的水平，他就可以在连续 3 分钟内进行 2 个练习（休息前和休息后）。

- 对孩子的发展来说，更重要的是要能够坚持每项练习 3 分钟。在孩子能做到这一点之前，减少练习之间的休息时间只会影响孩子的运动能力。

• 我们为什么要这样做？以这种方式进行的每项锻炼都使青少年的肌肉处于拉伸状态或紧张状态。它的工作原理是肌肉的工作包括离心收缩（肌肉在产生力的同时变长）、向心收缩（肌肉在产生力的同时变短）和等距收缩（肌肉在产生力的同时不改变长度）。

以不同的控制速度进行每项练习既能提高灵活性，又不会产生静态拉伸的负面影响，因为静态拉伸会降低能量输出。我们所做的是教会身体如何多次有效地吸收和创造力量，这是预防受伤和在运动中发挥良好的关键。

另外，这些练习通过最大的移动范围来增加力量，同时增强灵活性和柔韧性。一个柔韧性差的运动员比一个强壮的、灵活性高的运动员更容易受伤。

高级水平

规则

• 高级水平分为 4 个阶段：第一阶段、第二阶段、第三阶段和第四阶段。

• 从第一阶段的练习内容开始，第二天练习第二阶段的内容，第三天练习第三阶段的内容，第四天练习第四阶段的内容。此后继续按照这个顺序练习。

• 如果你的孩子在一周内需要休息，则可以在需要的时候每周休息 1 天，然后立即按照顺序重新开始日常练习。

- 如果你的孩子因为某些原因请了 1 天假，我仍然建议他至少做完脊柱保健综合练习。

- 如果你的孩子在锻炼过程中需要停下来，让他站在原地深呼吸一两次，然后继续。每次深呼吸 1~2 次，也可以根据需要多次暂停做深呼吸。

注意：即使你的孩子在完成初级和中级训练后每天有足够的精力和时间完成两个阶段的练习，但由于高级训练的强度更高，所以每天坚持训练 1 次。

◎ 第一阶段

热身

按顺序做下面的 11 个练习，中间不要休息。

- 勾脚跳（30 秒，中等强度）。
- 振臂运动（30 次）。
- Y 字伸展（30 次）。
- 勾脚跳（30 秒，积极完成）。
- 脊柱扭转（20 次）。
- 脊柱侧弯（每侧 20 次）。
- 摸脚尖（20 次）。
- 勾脚跳（30 秒，蹬离地面并跳得尽可能高）。
- 直臂俯撑交替提膝（20 次）。

• 蝎子摆尾（20次）。

• 滚翻拉伸腘绳肌（20次）。

继续练习之前，至少休息 3~5 分钟。

练习 A

• 3 个方向的髋关节绕环（左腿向前、向侧、向后，顺时针和逆时针各重复 100 次）。继续练习之前休息 3~5 分钟。

• 3 个方向的髋关节绕环（右腿向前、向侧、向后，顺时针和逆时针各重复 100 次）。继续练习之前休息 3~5 分钟。

练习 B

• 负重深蹲（10 秒，最大重量）。

• 快速俄罗斯弓步跳（每条腿 10 次）。

• 负重深蹲（10 秒，最大重量）。

• 俄罗斯弓箭步，左腿向前（10 次）。

• 俄罗斯弓箭步，右腿向前（10 次）。

• 负重深蹲（10 秒，最大重量）。

• 蹲跳（10 次）。

• 休息 3~5 分钟，然后重复以上动作 2 次（共 3 次）。

继续练习之前休息 3~5 分钟。

小贴士：

负重深蹲时，选择一个有挑战性的负重重量保持 10 秒。如果你的孩子感觉负重重量太轻，或者他没有坚持 10 秒，那么需要增加负重重量。

练习 C

• 站位体前屈（坚持 3 分钟）。

继续练习之前休息 3~5 分钟。

小贴士：

如果你的孩子需要在 3 分钟计时结束前停下来，让他在停止时做深呼吸，然后继续练习，目标是在进行每项练习的同时尽可能少地呼吸和长时间的休息。

练习 D

• 弓步保持，（左腿向前，2.5 分钟）。

• 继续练习之前休息 3~5 分钟。

• 弓步保持，（右腿向前，2.5 分钟）。

继续练习之前休息 3~5 分钟。

练习 E

• 跪姿俯卧撑（100 个）。

• 悬垂（3 分钟）。

继续练习之前，休息 3~5 分钟。

小贴士：

在做悬垂时，如果你的孩子在 3 分钟计时结束前需要休息，让孩子深吸一口气，同时不要停止计时，然后继续训练。目的是为了尽可能减少呼吸时间间隔。

脊柱保健综合训练

• 颈部绕环（单向 50 次）。

• 颈部侧屈（每侧 50 次）。

• 颈部弯曲和伸展（每组 50 次）。

• 脊柱滚动（50 次）。

• 脊柱侧弯（每侧 50 次）。

• 脊柱扭转（单向 50 次）。

• 交叉爬行超人（每侧 300 次）。

◎ 第二阶段

热身

与第一阶段的练习内容相同，在继续练习前休息 3~5 分钟。

练习 A

有序进行下面的练习，中间不要休息。

• 俯卧支撑（2 分钟）。

• 单臂持哑铃前平举抓取（每只手臂练习 100 次，使用 1.5 千克哑铃）。

休息 3~5 分钟后继续练习。

练习 B

有序进行下面的练习，中间不要休息。

• 俯卧支撑（2 分钟）。

• 单臂持哑铃前平举抓取（每只手臂练习 100 次，使用 1.5 千克哑铃）。

休息 3~5 分钟后继续练习。

练习 C

有序进行下面的练习，中间不要休息。

• 俯卧支撑（2 分钟）。

• 单臂持哑铃前平举抓取（每只手臂练习 100 次，使用 1.5 千克哑铃）。

• 休息 3~5 分钟后继续练习。

练习 D

有序进行下面的练习，中间不要休息。

• 悬垂（60 秒）。

- 肱二头肌快速弯举（30 次）。
- 休息 2~3 分钟后重复 2 个循环（共 3 个循环）。
- 休息 3~5 分钟后继续练习。

练习 E

- 跳起后深蹲（100 次）。
- 休息 3~5 分钟后继续练习。

练习 F

- 左脚提踵（5 分钟）。
- 休息 3~5 分钟后继续练习。
- 右脚提踵（5 分钟）。
- 休息 3~5 分钟后继续练习。

小贴士：

孩子的双脚脚跟在 5 分钟内都不应与地面保持平行。我希望孩子的小腿肌肉到脚跟的疲劳程度低于脚趾。

脊柱保健综合练习（只有 1 项练习）

交叉爬行超人（每侧 300 次）。

◎ 第三阶段

热身

与第一阶段的练习内容相同，在继续练习前休息 3~5 分钟。

练习 A

- 3 个方向的髋关节绕环（左腿向前、向侧、向后，顺时针和逆时针各重复 100 次）。

休息 3~5 分钟后继续练习。

- 3 个方向的髋关节绕环（右腿向前、向侧、向后，顺时针和逆时针各重复 100 次)。

休息 3~5 分钟后继续练习。

练习 B

有序进行下面的练习，中间不要休息。

• 深蹲（3 分钟)。

• 俄罗斯弓步（左腿在前)：首先重复 1 次，休息 10 秒。然后立即重复练习 2 次，休息 10 秒。继续重复练习（比之前增加 1 次重复次数，休息 10 秒)，直到最后重复 10 次。休息 2 分钟后立刻重复练习，但是每次必须减去 1 次重复次数（所以重复 9、8、7、6 次等，每次休息 10 秒)，直到最后重复 1 次。

休息 3~5 分钟后继续练习。

练习 C

有序进行下面的练习，中间不要休息。

• 深蹲（3 分钟)。

• 俄罗斯弓步（右腿在前)：首先重复 1 次，休息 10 秒。然后立即重复练习 2 次，休息 10 秒。继续重复练习（比之前增加 1 次重复次数，休息 10 秒)，直到最后重复 10 次。休息 2 分钟后立刻重复练习，但是每次必须减去 1 次重复次数（所以重复 9、8、7、6 次等，每次休息 10 秒)，直到最后重复 1 次。

休息 3~5 分钟后继续练习。

练习 D

有序进行下面的练习，中间不要休息。

• 自由女神式上举（每只手臂 100 次，使用 1.5 千克哑铃)。

• 悬垂（2 分钟)。

休息 3~5 分钟后继续练习。

脊柱保健综合练习

• 颈部绕环（单向 50 次）。

• 颈部侧屈（每侧 50 次）。

• 颈部弯曲和伸展（每组 50 次）。

• 脊柱滚动（50 次）。

• 脊柱侧弯（每侧 50 次）。

• 脊柱扭转（单向 50 次）。

◎ 第四阶段

热身

与第一阶段的练习内容相同，在继续练习前休息 3~5 分钟。

练习 A

有序进行下面的练习，中间不要休息。

• 负重俯卧支撑（在最低位置保持 10 秒）。

• 俯卧撑反弹（脚上抬）（10 次）。

• 负重俯卧支撑（在最低位置保持 10 秒）。

• 俯卧撑反弹（脚上抬）（10 次）。

• 负重俯卧支撑（在最低位置保持 10 秒）。

• 俯卧撑反弹（脚上抬）（10 次）。

• 休息 3~5 分钟后重复 2 个循环（共 3 个循环）。

休息 3~5 分钟后继续练习。

小贴士：

如果你的孩子不能完成 10 个标准的俯卧撑，可以做跪姿俯卧撑。要求你的孩子在整个运动过程中尽可能快地练习，而且不改变动作。

练习 B

有序进行下面的练习，中间不要休息。

- 肱二头肌弯举保持（10 秒）。
- 肱二头肌快速弯举（10 次）。
- 肱二头肌弯举保持（10 秒）。
- 肱二头肌快速弯举（10 次）。
- 肱二头肌弯举保持（10 秒）。
- 肱二头肌快速弯举（10 次）。
- 休息 3~5 分钟后重复 2 个循环（共 3 个循环）。

休息 3~5 分钟后继续练习。

小贴士：

理想情况下，我让年轻的运动员使用两种不同的杠铃或哑铃：一种是大重量，在弯举的位置保持 10 秒，这会导致肱二头肌疲劳；另一种是较小的重量，主要进行肱二头肌快速弯举。

如果你没有选择（只有一根加重的杠铃或者一对哑铃），一个解决方案是选择一个较小重量的物体做 30 次屈臂练习。孩子在尝试几次循环之后可以增加重量，但之后需要用更大的重量做肱二头肌弯举练习。若没有杠铃或哑铃，则需要另一人提供向下的力量或手动施加压力。

练习 C

- 收腹跳后呈弓步（每条腿 50 次）

休息 3~5 分钟后继续练习。

练习 D

- 勾脚跳或跳绳（5 分钟）。

脊柱保健综合练习（只有 1 项练习）

• 交叉爬行超人（每侧 300 次）。

练习动作详解

3 个方向的髋关节绕环

准备姿势：

站立，双臂交叉放在胸前。右腿向前伸出，右脚悬在空中。固定住右膝，脚尖朝上（下页图）。

动作要领：

1. 身体保持平衡，右脚先顺时针重复旋转一定的次数，然后逆时针旋转一定的次数。

2. 将右腿向外伸展到右侧（膝关节保持固定，脚跟悬在空中，刚离地板即可），然后右脚顺时针和逆时针重复旋转相同的次数。

3. 将右腿向后伸出（膝关节保持固定，脚刚离地面即可，然后右脚顺时针和逆时针方向重复旋转相同的次数。

完成后再用左腿重复整个练习。

注意事项：

在身体不失去平衡的状态下旋转得越快越好。如果你的孩子总是为了保持自己的姿势而要暂停，那么可以减慢速度以保持身体平衡。

• 股四头肌疲劳时，伸展腿的膝关节就会放松，但膝关节要始终保持固定。

• 动作熟练后，可以试着把手固定在头后（这种变化会进一步挑战身体的稳定性）。

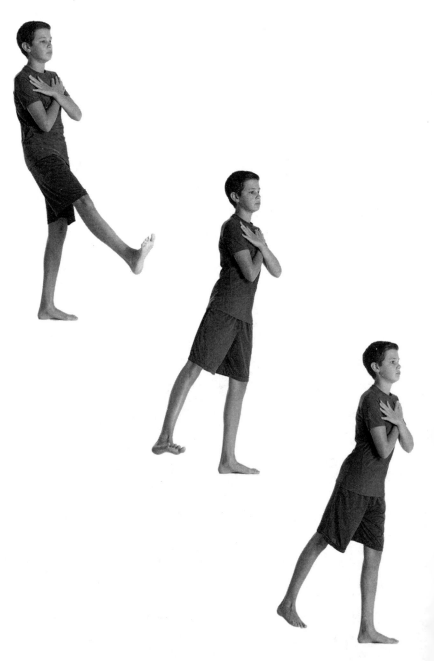

3 种方式的颈部活动

3 种方式的动作都要求挺胸直立。每个动作都必须做到极限位置，这很重要，因为需要使用颈部的肌肉使头部的移动达到最大限度。

1. 颈部转动

慢慢地将头尽可能地转向一边（只用颈部和脊柱的肌肉），然后慢慢地将头转向另一边。向左转动和向右转动为 1 次（下图）。

注意事项： 肩部不应该随着头部的动作而转动。为了防止肩部跟随头部转动，应集中注意力保持肩向下垂、胸向上提。

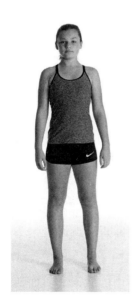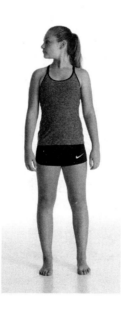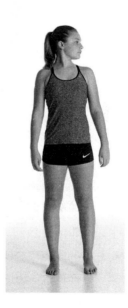

2. 颈部侧屈

耳朵尽可能靠近一侧的肩部，然后向另一侧重复该动作（下图）。两侧都做完算 1 次重复。

注意事项：做这个动作的时候，肩部会不由自主地抬起来碰耳朵。把注意力集中在固定肩部上就可以避免。虽然这样会限制侧屈的幅度，但这是运动的"真实"范围。

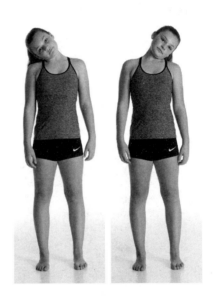

3. 颈部弯曲和伸展

背部保持挺直，下巴尽可能向胸部慢慢靠近，再慢慢抬头看天花板，头尽可能向后仰（下页图）。这是 1 次重复。

注意事项：这个动作只需要用到颈部前面的肌肉和后面的肌肉。如果产生了其他动作，如肩发生了转动或者臀向前移动，就说明动作做错了。

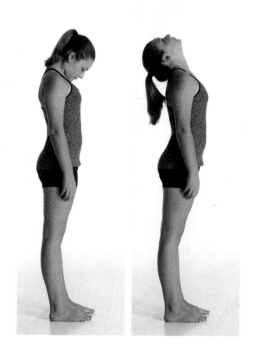

3 种方式的脊柱放松

1. 脊柱侧弯

准备姿势：

直立，双脚分开与臀部同宽，脚尖朝前，双臂垂直于身体两侧。脚在整个动作过程中不能离地。

动作要领：

身体尽可能向左弯曲，左臂在身后尽可能地触摸右腿（这可以使脊柱在转动时保持打开状态，而不是向前折叠）。回到中心位置。身体再尽可能向右弯曲，右臂在身后尽可能触摸左腿（下页图）。这是 1 次重复。

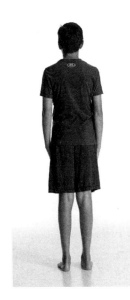 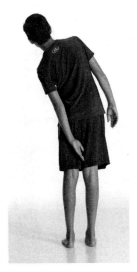 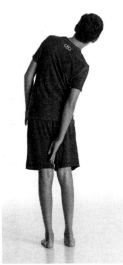

2. 脊柱滚动

准备姿势：

直立，双脚分开与肩同宽，双臂垂于身体两侧。

动作要领：

按照下列顺序进行：慢慢收起下巴，胸部（上背部）向前屈，腰部向前屈，身体尽可能向前弯曲，手尽可能地触摸地板。暂停，然后按照下面的顺序反向运动：抬头，拉起胸背，挺直下背部，使身体抬起来恢复到准备动作（下页图）。这是 1 次重复。

注意事项：

• 把脊柱想象成一条虫子。整个动作应该平稳、连续。

• 如果你的孩子超重，腹部可能会影响其向前弯曲的幅度，应尽自己的最大努力做这个动作。

• 如果你的孩子站着做不了动作，可以坐着做，直到其熟练掌握动作要领。

　　坐着做脊柱滚动的动作要领是坐在坚硬的表面上，如结实的椅子或箱子上，弯曲膝关节，双脚平放在地板上。双膝分开，这样躯干就在两腿之间。

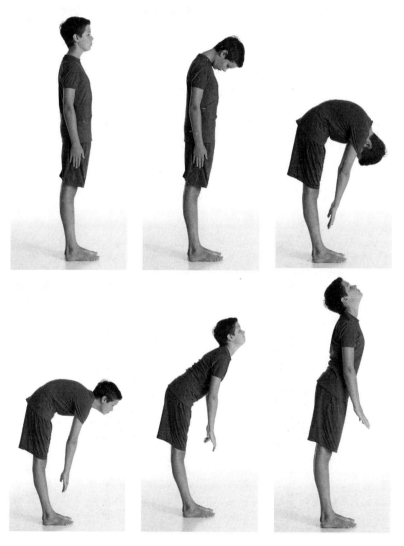

3. 脊柱扭转

准备姿势：

直立，双脚脚尖朝前，双臂垂于身体两侧。

动作要领：

双脚平放在地板上，头慢慢地尽可能向左转，引导背部、臀部尽可能向左转动，弯曲手臂并将手放在胸前的位置，继续伸展到最大限度，然后返回到准备姿势向右做这个动作（下图、下页图）。两侧动作做完算 1 次重复。

注意事项：

• 保持良好而缓慢的节奏。不要用动力来帮助身体摆动，所有的动作都应来自肌肉的共同作用。

• 一边转动，一边关注臀部肌肉。一侧的臀肌收缩时会产生一个相反的力来帮助脊柱产生更大的扭转。

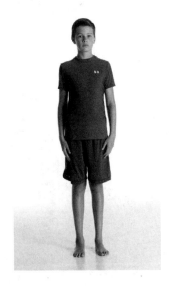
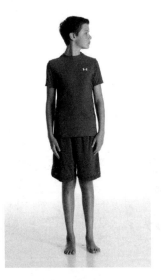

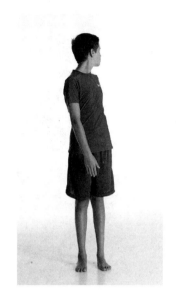
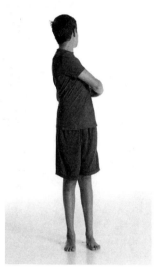

30 米 A 式跳跃

准备姿势：

直立，双脚分开与臀部同宽。

动作要领：

背部保持挺直，身体核心部位绷紧，双臂弯曲 90°，双手握拳并朝前。抬起左膝至腰部高度（右腿保持伸直），同时向前摆动右臂，向后摆动左臂，向前跳跃。脚掌落地后立即抬起右膝（左腿保持伸直），同时向前摆动左臂，向后摆动右臂，向前跳跃。交替左腿和右腿向前跳，一直跳完30米的距离（下页图）。

注意事项：

• 如果你的孩子在开始的时候跳得较慢，不要担心，只要掌握了动作要领后就可以跳得很快了。所以，开始时用适合自己

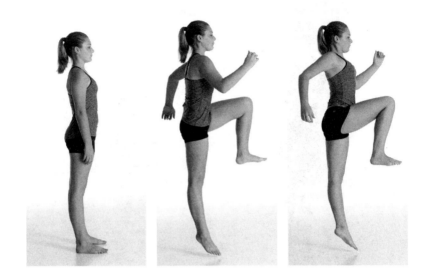

的节奏跳，每次都集中精力加快节奏即可。

• 每次跳的时候用力使身体离开地面，把膝关节抬高到臀部以上，然后迅速放下。

• 如果没有足够的空间，可以在原地做这个练习。

30 米踏步

准备姿势：

直立，双脚分开与臀部同宽。

动作要领：

双臂弯曲 90°，双手握拳朝前，向前踏步走。踏步走的时候膝关节尽量抬高，脚尖朝前。手臂应该与腿同步移动（左膝向前时右臂向前摆动，反之亦然）（下页图）。

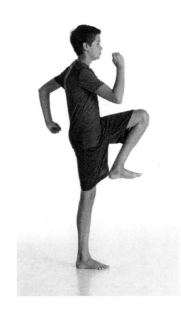 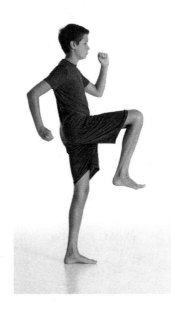

注意事项：

• 一边走一边确保手臂向后拉，这激活了后链肌群。很多青少年都没有充分利用后链肌群。

• 手臂永远不要交叉，也不要越过躯干中线，始终沿直线向前和向后摆动。

• 如果没有足够的空间做前进的练习，也可以原地做这个练习。

• 此练习看似是基础练习，但从神经学上讲，它实际上是高级练习。尽管这个练习很简单，但很多青少年却没有正确地掌握这个动作。

30 米高抬腿跑

准备姿势：

双脚并拢站立。

动作要领：

向前跑，尽量把膝关节抬高到胸部，同时用力前后摆动双臂。手臂应该弯曲成 90°，并与腿同步移动（当左腿向前时，右臂应该向前摆动，反之亦然）（下图）。

注意事项：

• 一边向前跑一边确保手臂向后拉，这激活了后链肌群。很多青少年都没有充分利用后链肌群。

• 手臂永远不应该交叉和越过躯干中线，应始终沿着直线前后移动。

• 如果没有足够的空间，也可以原地做这个练习。

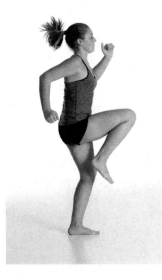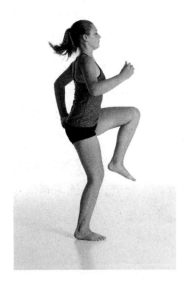

振臂运动

准备姿势：

直立，双脚分开与臀部同宽，双臂举过头顶，手掌向前。

动作要领：

双臂从两侧放下并伸展至身后，此时手掌向上。然后，手臂放下，并继续上升恢复至准备姿势（下图）。这是 1 次重复。

注意事项：

• 想象试图通过有力地摆动手臂来摆脱身体的束缚。

• 手臂会因为动量前后移动，不要担心，这是完全正常的。

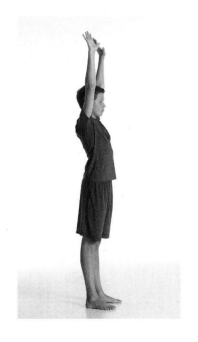
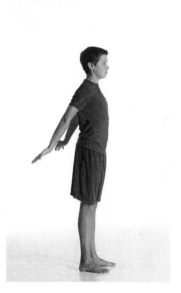

俯身持哑铃侧平举抓取

准备姿势：

直立，双脚分开与臀部同宽，双臂放在身体两侧，左手握住一个较轻的哑铃（也可以用重物代替）。双腿微屈，膝关节放松，身体向前倾直到躯干尽可能与地面平行（如果你的孩子不能将躯干弯曲至很低，尽可能向下即可，背部要始终保持平的状态）。左臂手握哑铃向侧面伸出，与地面平行，手掌朝下（右臂放松，右手可以扶左腿休息）。

动作要领：

左臂与地面平行，松手放下哑铃。当哑铃掉下来的时候，用左手抓住它。左手一旦抓住哑铃，迅速向上抬起直到左臂再次与地面平行（下图）。这是 1 次重复。完成一定次数的练习后，换右臂重复练习。

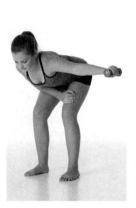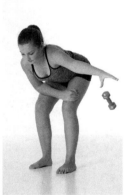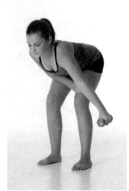

注意事项:

• 一旦松手放下哑铃,手臂要尽可能快地向下移动并用手去抓住哑铃。

• 将精力集中在掉落的哑铃上而不是松手的动作上。

• 参与做动作的只有运动的手臂。要尽量减少任何其他动作,如身体转向哑铃下落的方向。

肱二头肌弯举保持

准备姿势:

反手握杠铃(手掌朝外),双手分开与肩同宽。手臂伸直,杠铃放在大腿正前方。

动作要领:

背部保持挺直,肘部向内收,通过手腕弯曲以及肘部的略微弯曲慢慢将杠铃抬高。在该位置保持一定的时间(下图)。

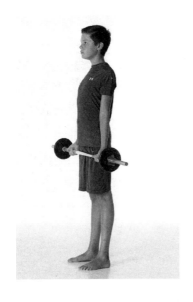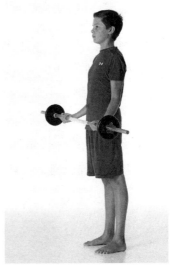

注意事项：

• 如果没有杠铃，可以用一对哑铃代替。

• 肱二头肌应持续保持紧张状态。如果肱二头肌在整个动作过程中都没有收缩，则意味着肘部被固定。

• 在整个练习过程中，肩胛骨必须保持固定。可以想象腋窝下夹了一个橘子，需要在整个运动过程中挤压橘子。

勾脚跳

准备姿势：

直立，双脚分开与臀部同宽，双臂放在身体两侧。提起脚跟，脚掌着地。

动作要领：

用脚掌蹬地快速跳起。当脚离开地面时勾脚，使脚尖朝上而不是向下。落下时用脚掌着地，脚后跟不要落地，重复练习（下页图）。

注意事项：

• 在整个运动过程中，上半身保持放松，双臂垂于身体两侧。

• 膝关节不能弯曲。如果膝关节弯曲，那么会更多地利用大腿肌肉而不是用脚和小腿肌肉来推动身体向上。膝关节放松可以在每次下落时帮助身体缓冲，但切勿让膝关节弯曲。

• 双腿应该始终保持完全笔直的状态。如果它们向前移动，用力的不仅有小腿肌肉，还有臀屈肌。

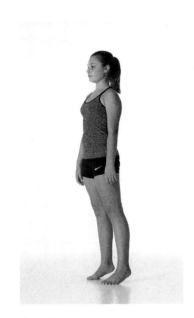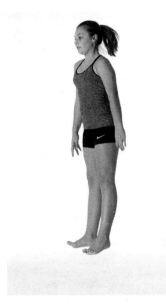

提踵

准备姿势：

站在一个 15~30 厘米高的稳定平台（如台阶或坚固的箱子）上，脚掌踩在平台的边缘，脚后跟悬空。为了保持身体平衡，可以把手轻轻地放在附近的物体（如栏杆或墙）上。双腿可以并拢也可以分开与臀部同宽，自己感觉哪种姿势舒服就用哪种。

动作要领：

身体保持平衡，尽可能将脚跟抬到最高，然后尽可能将脚跟放到最低（下页图）。重复练习。

注意事项：

• 要保持对动作的控制。如果你的孩子觉得自己在弹跳，说明孩子在让自己向上运动的过程中用的推力比肌力更多。

• 膝关节和臀部在整个练习过程中要保持固定。

191

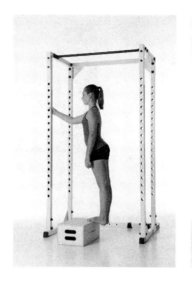 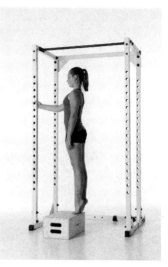

交叉爬行超人

准备姿势：

趴在垫子上（或者用软的东西垫在骨盆下），四肢伸直。手臂尽可能靠近头部，手掌相对，拇指朝上。脚尖向膝盖方向拉（从侧面看，脚板应垂直于地面）。

动作要领：

手臂和腿伸直。左臂和右腿同时抬起，放下，再使右臂和左腿同时抬起（下页图）。这算 1 次重复。

注意事项：

• 手臂和腿抬起，但不要过度伸展。脊椎一直保持在中立位置（用力过猛会导致身体呈弓形）。

• 身体应该一直保持稳定。如果身体转动，要么是手臂和腿抬得太高，要么是核心部位缺乏稳定性。

• 试着把下巴放在地面上。这个姿势可能会让你的孩子感觉不舒服，但这可以帮助他始终用鼻子呼吸而不是嘴呼吸。

• 如果你的孩子的身体发生晃动，不用着急。这种晃动是由肌肉失衡引起的，会随着时间的推移得到纠正。有一个小技巧可以帮助你的孩子，即想象手臂和腿举起的时候伸展。

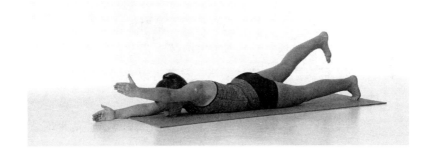

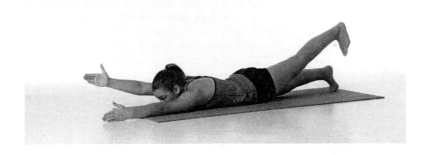

跳起后深蹲

这个练习需要一个结实的箱子。箱子的高度为 15~76 厘米，取决于孩子的能力。可以从不超过 15 厘米高的箱子开始练习，逐步增加箱子的高度，直到你的孩子做动作时感觉舒适为止。

准备姿势：

站到箱子上。抬起左膝，左大腿与地面平行，脚尖朝上。手臂垂于身体两侧。

动作要领：

右脚蹬地，离开箱子，右膝与左膝保持一条直线。双脚着地时立即做 1/4 深蹲，再站起来（下图）。这是 1 次完整的动作。

注意事项：

• 就好像是在空中做半蹲的动作，下落时保持这个动作。

• 不是脚跟先落地，而是脚尖先接触地面，然后过渡到脚跟。

• 在动作的最后，身体被激活，孩子可以立即稳定地向左或向右移动。

• 手臂自然地弯曲并向前摆动，这会让你的孩子落地时更稳定。

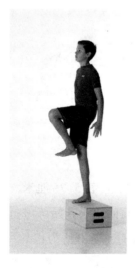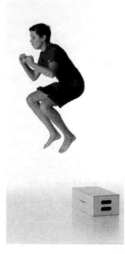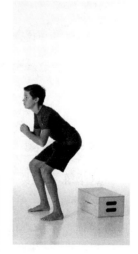

单臂持哑铃前平举抓取

准备姿势：

直立，双脚分开与臀部同宽，双臂置于身体两侧。左臂向前伸直，左手持哑铃（也可以用重物代替）与地面平行，手掌朝下。

动作要领：

左臂与地面保持平行，松手放下哑铃。当哑铃掉下来的时候，用左手抓住它。一旦抓住哑铃，迅速把左臂抬起来，直到再次与地面平行（下图）。这是 1 次完整的动作。在完成一定次数的练习之后，用右手重复这个练习。

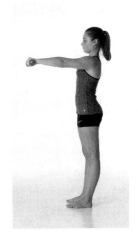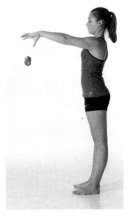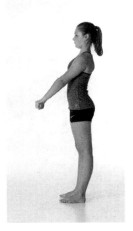

注意事项：

• 一旦哑铃下落，手臂应尽可能快地向下移动，用手抓住它。

• 把精力集中在哑铃上，不应该有抛的动作。

• 整个练习只有手臂运动，所以要尽量减少其他动作，如身体前倾。这个练习的目的是激活身体核心肌群、臀大肌和腘绳肌。

直臂俯撑交替提膝

准备姿势：

俯卧撑的准备姿势，双手分开与肩同宽，双腿向后伸直。

动作要领：

双手放在地面上，快速向前迈出左脚，尽可能靠近左手外侧，然后快速恢复到准备姿势。接着右脚向前迈出，尽可能靠近右手外侧（下图）。这算 1 次完整的动作。左右腿交替运动。

注意事项：

• 目标是让脚尽可能靠近手（如果可能的话，脚可以超过手）。

• 每次向前迈步时，臀部要稍微下垂。

• 整个动作中只有脚掌着地，脚后跟不要着地。

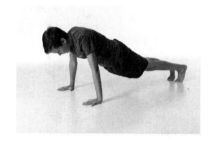
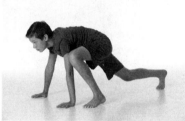

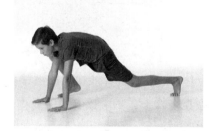

跪姿俯卧撑

准备姿势:

跪在垫子上,手肘弯曲,手臂贴近身体,手掌向前。手肘稍微向后拉,使手掌靠近躯干两侧,这样可以保持与肩同宽。

动作要领:

身体向前倾倒,双手接触垫子并支撑起自己的身体,使身体到达最低位置后恢复到准备姿势(下图)。这算 1 次完整动作。

注意事项:

• 目标是看看自己在大腿、腹部或胸部不接触地面的情况下自己靠近地面的距离。

• 若你的孩子一开始因为恐惧会提早伸出手臂,这很正常。多加练习,他会对这个动作感到舒服,同时会感觉到自己的每块肌肉(从手到核心部位,再到脚趾)都打开了。

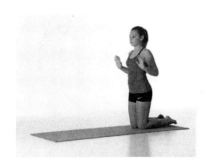 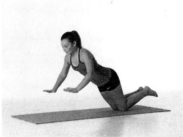

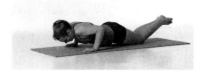

持哑铃侧平举抓取

准备姿势：

直立，双脚分开与肩同宽，双臂置于身体两侧。右手持哑铃（也可以用重物代替），右臂在身体侧面伸直，与地面平行，手掌朝下。

动作要领：

右臂与地面保持平行，松手放开哑铃。当哑铃往下掉的时候用右手抓住它。右手一旦抓住它，迅速返回准备姿势，即右臂伸直直到再次与地面平行（下图）。这是 1 次完整的动作。在完成一定次数的练习后，用左臂重复这个练习。

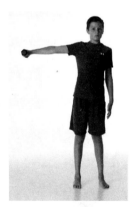
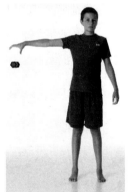
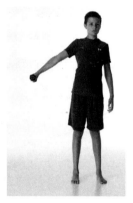

注意事项：

• 手中的哑铃开始往下掉的时候，手臂要尽可能快地向下移动，用手抓住它。

• 将精力集中在哑铃上。不应该有抛的动作。

• 动作只涉及练习的手臂，因此要尽量减少其他动作，如身体向右或向左倾斜。

弓箭步跳

准备姿势：

直立，双脚分开与臀部同宽，双臂垂在身体两侧。向前迈一大步，前脚着地形成弓步姿势。前腿应该弯曲 90°（大腿与地面平行，与小腿垂直），前脚脚跟稍稍离开地面。后腿应该尽可能伸直，脚后跟离地。

动作要领：

手臂保持放松，双脚快速地同时离地。落地后马上再起跳（下图），完成一定的次数后换另一条腿在前练习相同的动作。

注意事项：

• 抬头挺胸，眼睛直视前方。

• 在整个运动过程中，身体应放松。手臂用力会产生多余的动作，从而影响肌肉的锻炼效果。

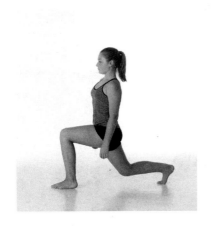
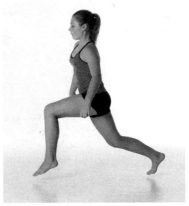

弓步保持

准备姿势：

直立，双脚分开与臀部同宽，手臂垂在身体两侧。向前迈出一大步（尽可能地迈出最大步），前脚着地，后脚脚尖着地形成弓步姿势。前腿应该弯曲 90°（大腿与地面平行，与小腿垂直），前脚脚跟稍稍离开地面。后腿应尽可能伸直，脚跟离地。

动作要领：

保持该姿势一定的时间（下图）。

注意事项：

• 背部保持挺直，眼睛直视前方。

• 手臂放松地垂在身体两侧。

• 前脚脚跟不要完全着地，应一直保持稍稍离地的状态。

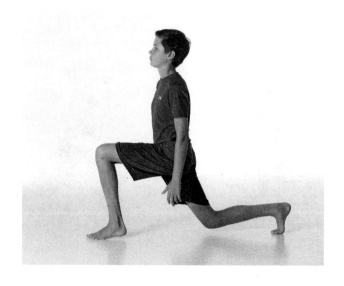

负重弓步

准备姿势：

把杠铃放在颈部后面，重复弓步保持动作（下图）。如果没有杠铃，可以用一对哑铃代替。两手各拿 1 个哑铃，举起哑铃，然后把哑铃的一端放在肩膀上。

注意事项：

如果孩子举不起 2 个哑铃，可以用双手把一个更重的哑铃放在胸前，或者直接让手臂垂于身体两侧。

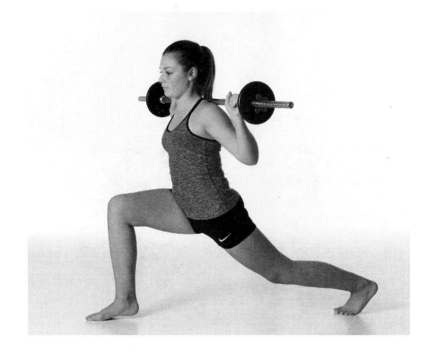

囚式深蹲

准备姿势：

直立，双脚分开与肩同宽，手臂弯曲，双手手指交叉放在头后。

动作要领：

挺胸，背部保持平直，尽可能蹲到最低位置。脚在整个动作过程中不能离地。重心放在脚后跟上。下蹲到最低位置后回到准备姿势算 1 次完整的动作（下图）。

注意事项：

如果你发现孩子为了蹲得更低而稍微转动背部，那么请放弃这个动作。虽然要尽可能地蹲下，但是要保持背部平直。

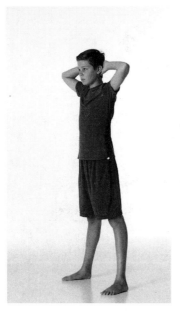
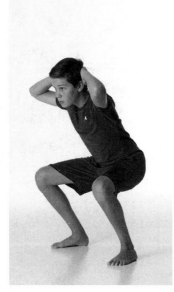

引体向上

准备姿势：

双手分开略宽于肩，正握（掌心背向自己）住横杆，大拇指扣紧横杆。

动作要领：

手肘向下拉，使自己的胸部和肩部抬起来碰触横杆。下巴够到横杆才行。然后身体下降直到手臂完全伸直（下图）。这算 1 次完整的动作。

注意事项：

• 身体不要在拉起后直接放下，要缓慢下落。

• 不要通过拱背让胸部碰触横杆。在做动作的过程中，核心肌肉要保持紧绷，背部尽可能保持平直。

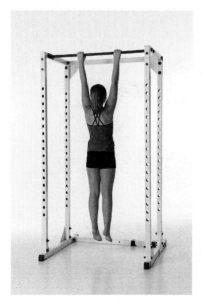 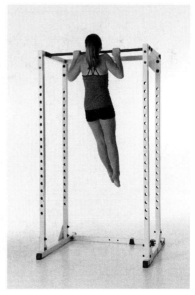

俯卧撑

准备姿势：

俯身，脸部朝向地面，双手分开与肩同宽放于地面上，手臂伸直并保持肘部稳定。双腿伸直，脚尖着地。整个身体从头到脚应呈一条直线。

动作要领：

屈肘，身体缓慢下降直到两上臂与地面平行，之后将身体推起（下图）。这是 1 次完整的动作。

注意事项：

• 肘部不要向外展开，否则会把压力转移到肩关节。肘部与上臂呈 45°。

• 背部保持平直。拱背会将压力转移至下背部。脊柱在整个动作过程中应该与腿始终呈一条直线。

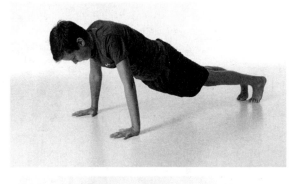

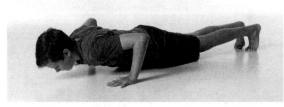

俯卧支撑

将双手放在一对大约 23~30 厘米高的箱子上，如牛奶箱、有氧踏板、俯卧撑架等，只要它们足够牢固且高度相同即可。

准备姿势：

将两个箱子平行放置，与肩同宽。膝关节在两个箱子的中间，双手分别置于箱子上，屈肘，前臂垂直于地面。身体尽可能降低，双腿伸直。双脚脚尖着地。（下图）

动作要领：

保持准备姿势一定的时间。

注意事项：

• 肩胛骨尝试夹紧，这将伸展胸部并使其处于最大的拉伸位置。

• 身体从始至终要呈一条直线，所以应保持核心部位始终在活动。

• 开始的时候可以通过多次实验确定箱子之间的距离。肘部过近或过远都不能使这个练习达到锻炼的效果。

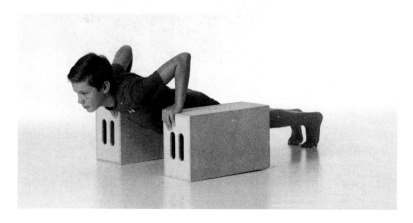

负重俯卧支撑

准备姿势和动作要领：

和俯卧支撑的准备姿势和动作要领相同。不同的是在练习的过程中在肩部纵向放置哑铃为躯干增加额外的重量，或他人用双手对肩部缓慢而稳定地施加压力（下图）。

注意事项：

• 这个练习也可以使用负重背心，但是在完成动作后要尽快脱掉。穿负重背心不会影响练习的动作节奏。

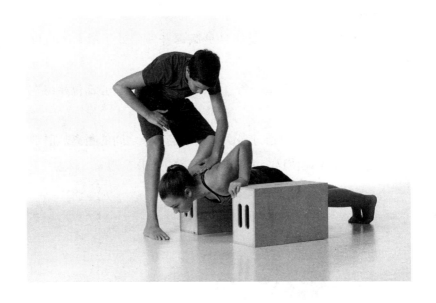

肱二头肌快速弯举

准备姿势：

双手分开，反握（手掌朝上）杠铃。手臂垂直放下，使杠铃位于大腿前侧。

动作要领：

背部保持平直，肘部在体侧弯曲。快速屈臂带动杠铃做半圆运动直到前臂碰触到肱二头肌（手臂前面的肌肉）。然后，立刻放下杠铃回到准备姿势（下图）。这是1次完整的动作。

注意事项：

• 如果没有杠铃，可以用一对哑铃代替。

• 要重视速度。手臂下降时的速度和屈臂上抬时的速度要一样快。

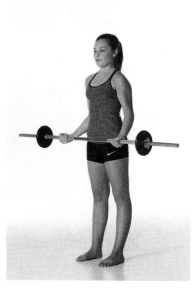
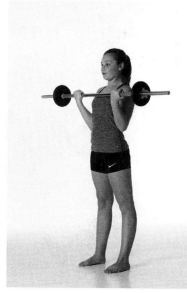

俯卧撑反弹（脚上抬）

准备姿势：

跪姿，双手分开与肩同宽，平放在地面上，手臂伸直，肘部保持放松。双脚抬离地面。

动作要领：

屈肘，身体下降直到上臂和地面平行，之后将身体推回到准备姿势。到达顶点后迅速将肘关节向后拉，将身体推离地面。然后身体前倾，双手撑地并控制住自己的身体，随后将身体下降到最低位置。之后重复将身体推起（下图）。

注意事项：

• 可以尝试"野兽模式"，即伸直双腿，用脚尖着地代替双膝着地。

• 肘部不要外展，否则会把压力转移到肩关节，手臂与躯干呈 45°。

• 背部保持平直，拱背会导致压力转移到下背部。脊柱在整个运动过程中始终与腿部呈一条直线。

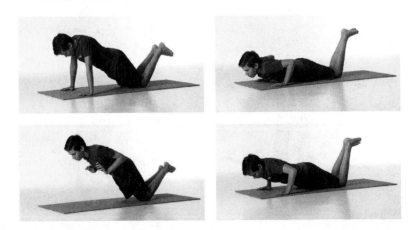

滚翻拉伸腘绳肌

准备姿势：

坐在垫子（或者任何不会对脊柱造成伤害的柔软表面）上，双腿在身前伸直，双手放于身体两侧。

动作要领：

双腿尽可能伸直做后滚翻，通过抬腿的动力带动脚超过头，尝试用脚趾碰触地面。然后立刻做体前屈，用双手去触摸脚趾（下图）。这是 1 次完整的动作。

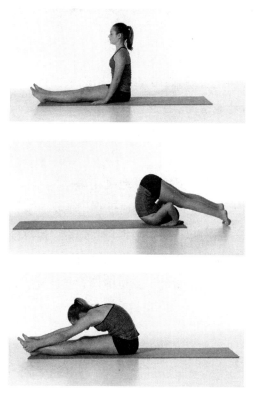

注意事项：

• 用腿部的动力带动身体滚翻，应非常流畅地做这个练习，就像一个连续的动作。

• 如果在做后滚翻时无法让脚趾碰触地面，或在做体前屈时无法让双手碰触脚趾，或者两者都无法做到也没关系。只要在整个练习中每次都能达到自己最大的活动度即可。

• 如果需要用屈

腿的力量来向后滚翻也没问题，只要专注于尽量伸展腿即可。

• 这个动作看起来很容易理解，但是一定要确保有足够的空间。在开始练习的时候，身体可能会有轻微的晃动，所以要确保有足够的空间。

俄罗斯弓步

准备姿势：

直立，双脚分开与臀部同宽，双臂弯曲（肘部向后，拳头朝前）。向前迈一大步，降低重心，呈弓步姿势。前腿应该弯曲 90°（大腿与地面平行、与小腿垂直）。后腿尽可能伸直，后脚跟抬离地面。

动作要领：

双肘快速摆动，手臂向上，同时带动前膝抬起（保持和前脚一起）并使后脚跟尽可能地抬高。在起始位置落下（下页图），这是 1 次完整的动作。之后重复所需要练习的次数。

注意事项：

• 双臂需要有足够的力量带动身体离开地面。

• 在练习过程中，躯干尽可能保持与地面垂直，不要前倾。

• 前腿的膝关节绝对不能内扣，要始终保持与臀部、脚踝在一个垂直面上。如果无法控制膝关节内扣，那么就降低起跳高度。

• 后腿在起跳时出现弯曲是正常的，只要确保它落回到起始位置即可。

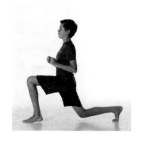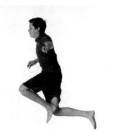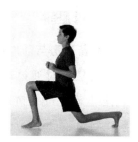

悬垂

准备姿势和动作要领：

悬垂在一个横杆上，正握（手掌向前）横杆，双臂平行，大拇指扣住横杆。头和脊柱保持在一条直线上，不要前倾或后仰。双腿尽量不要交叉。悬垂时想象自己的肩胛骨已打开（下图）。

注意事项：

• 如果双臂平行做这个练习有困难，可以使用传统的引体向上握杆的方式（双手分开与肩同宽，手掌向前）。但是这种姿势有时会造成肩部疼痛，所以尽量保持双臂平行做这个动作。

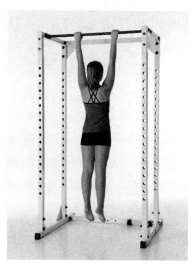

负重悬垂

准备姿势与动作要领：

在悬垂时通过以下方式为身体施加额外的负重：在脖子上挂一条负重锁链、穿一件负重背心（下图），或者在脚踝系一对重物。

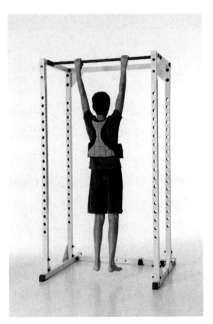

提拉肩胛（大幅度）

准备姿势：

悬垂在横杆上，正握，大拇指扣紧横杆。头和脊柱保持在一条直线上，身体不要前倾或后仰，双腿尽可能不交叉。

动作要领：

手臂不要弯曲，提拉肩胛骨带动胸部向上，之后使身体缓慢下降。这是 1 次完整的动作，一旦回到原位，立即提拉肩胛骨使胸部上抬（下图）。

注意事项：

• 这个练习应该以最大强度进行。

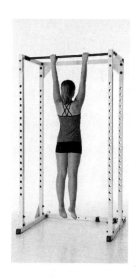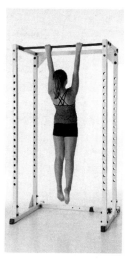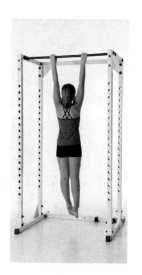

提拉肩胛（小幅度）

准备姿势：

悬垂在横杆上，正握，大拇指扣紧横杆。双臂平行，头和脊柱保持在一条直线上，身体不要前倾或后仰，双腿尽可能不交叉。

动作要领：

手臂不要弯曲，提拉肩胛带动胸部上抬，之后下降身体还原（下页图）。这是 1 次完整的动作。

注意事项：

• 肘部在整个运动过程中保持固定。

• 整个运动幅度非常小，身体只上抬几厘米。

• 如果双臂平行做这个练习有困难，可以使用传统的引体向上握杆的方式（双手分开与肩同宽，手掌向前）。但是这种姿势有时会造成肩部疼痛，所以尽量保持双臂平行做这个动作。

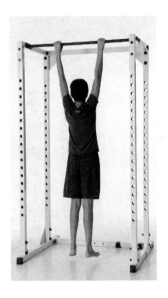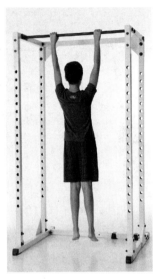

蝎子摆尾

准备姿势：

俯卧，双腿伸直，双臂在身体两侧伸直，手掌向下。

动作要领：

手臂和胸部贴在地面上，扭转臀部，尽可能地抬高左腿，尝试用左脚接触地面，同时尽可能地靠近右手，以挤压左侧的臀大肌，之后转回到准备姿势（下页图）。右腿重复刚才的动作。这是 1 次完整的动作。

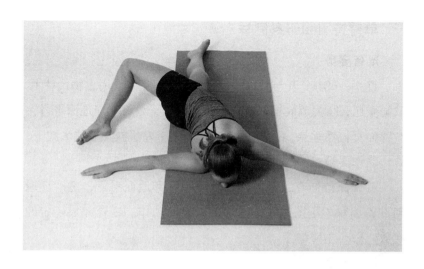

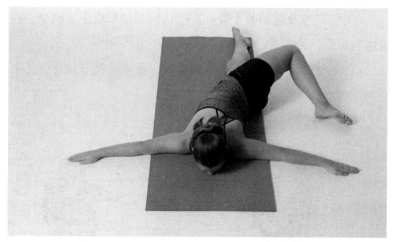

注意事项：

• 目标是脚尽可能靠近相反一侧的手（左脚靠近右手，右脚靠近左手），手要保持在合适位置，不要向下滑动。

单臂持重物俯身侧举

准备姿势：

直立，双脚分开与臀部同宽，右手持哑铃（或用重物代替）。双腿微屈，膝关节放松，俯身屈髋直到躯干尽可能与地面平行，右臂伸直自然垂悬，手掌朝左。左臂放松，左手扶在右侧大腿上。

动作要领：

右臂保持伸直，侧向摆动直到手臂和地面平行，之后还原到准备姿势（下图）。这是 1 次完整的动作。右臂完成一定的次数之后换左臂练习。

注意事项：

• 动作只涉及运动的手臂，其他任何动作都应尽量减少，如身体朝负重一边倾斜。

• 如果躯干不能前倾至与地面平行，那就前倾至背部保持平直的最低点。

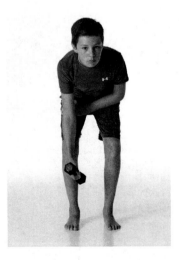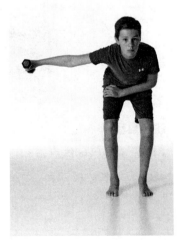

单脚提踵

准备姿势：

站在一个高 15~30 厘米的稳定平台（如台阶或坚固的箱子）上，把脚放到平台的边缘，脚后跟悬空。右手可以扶在身旁的物体（如栏杆或墙）上以保持身体平衡，右腿弯曲悬空，用左脚掌支撑身体。左手垂于体侧。

动作要领：

左臀和左膝保持固定，左脚向上抬。左脚脚后跟尽可能抬高，抬到最高处时停顿一下，然后尽可能降低（下图）。这是 1 次完整的动作。在左脚做完一定次数之后换右脚练习。

注意事项：

• 在练习过程中，目光应直视前方而不是脚，头部和颈部应始终与脊柱保持在一条直线上。

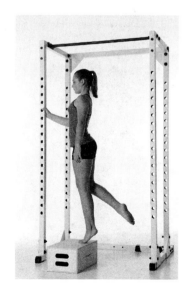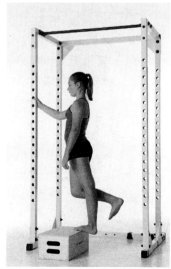

负重单脚提踵

准备姿势：

除左手握持哑铃外，其余的准备姿势与单脚提踵相同。

动作要领：

左臀和左膝保持固定，左脚抬起，左脚脚后跟尽可能地抬高（下图），然后尽可能降低。完成要求的重复次数后换右脚练习。

注意事项：

• 挑选一个自己能够控制的哑铃。如果脚后跟在要求完成的次数内没有低于平台的高度，那么下次练习时可以增加哑铃的重量大约1~2千克。

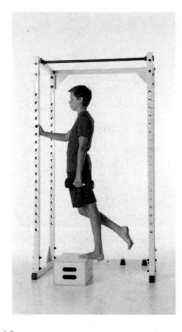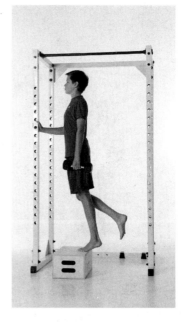

快速俄罗斯弓步

准备姿势：

直立，双脚分开与臀部同宽。左脚向前迈一大步，脚后跟稍稍抬离地面，呈弓步姿势。左腿弯曲 90°（大腿与地面平行、与小腿垂直）。右腿尽可能伸直，右脚脚跟抬离地面。双臂弯曲，右前臂与上臂呈 90°，右臂在前，左臂在后。

动作要领：

双脚快速抬离后交换腿（右腿换到前面，左腿换到后面）。同时，双臂摆动，左臂在前，右臂在后。再次快速起跳转换双脚的位置就回到了准备姿势）（下图）。这是 1 次完整的动作。

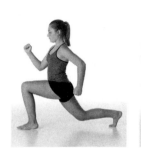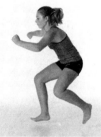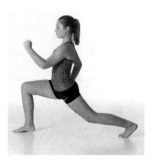

注意事项：

• 目标不是尽可能地跳高，而是尽可能地贴近地面，只保持交换腿的起跳高度即可。

• 每次落地时应该能听到双脚接触地板时"跺脚"的声音，如果只听到脚摩擦地面的声音，则说明交换腿时没用足够的力量。

深蹲

准备姿势:

直立，双脚分开与臀部同宽，双手抱拳放在身前，手肘弯曲。挺胸直背，尽量下蹲。双脚始终保持全脚掌着地。

动作要领:

保持姿势到规定的时间（下图）。

注意事项:

• 不要低头，抬头直视前方。向下看会难以集中注意力去保持身体平衡。

• 膝关节应始终处于脚尖的正上方。

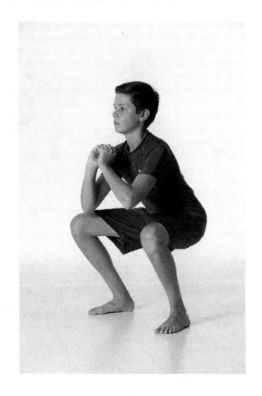

负重深蹲

准备姿势：

将杠铃放置于颈部后侧，重复和深蹲相同的动作（下图）。如果没有杠铃，可以使用一对哑铃代替。两手各抓一个哑铃，屈臂向上，哑铃的一端放到肩上。

注意事项：

• 如果双手将哑铃放在肩上保持比较困难，可以尝试用双手持一个较重的哑铃放在胸前，或双手持哑铃垂于体侧。

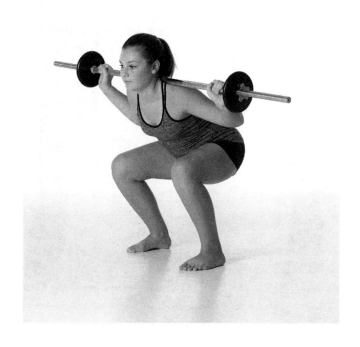

蹲跳

准备姿势：

直立，双脚分开与臀部同宽，双臂弯曲，肘部朝下，双拳放于胸前。

动作要领：

膝关节快速弯曲，下蹲至深蹲姿势，同时双臂摆动至身后。脚后跟抬起，摆臂超过头后尽可能地向上跳（下图）。一旦落地就下蹲至深蹲姿势，摆臂至身后。重复所需要练习的次数。

注意事项：

• 手脚保持协调非常重要。双臂摆至身后再前摆可以帮助自己在每次跳跃中跳得更高。

• 这个练习的目标只有上下的位移，没有左右位移，所以在练习的过程中要避免向前移动和向后移动。

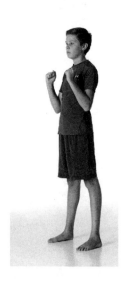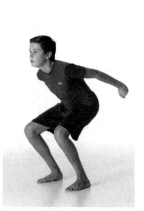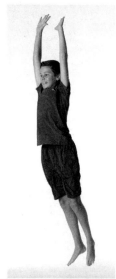

站位体前屈

准备姿势和动作要领：

双脚平行站立。膝关节放松，微微弯曲，这样腿在运动中就不会再次屈膝。双臂折叠放于身前。身体尽可能地向前弯曲，双臂保持折叠垂于身前。头部保持放松，眼睛看向地面（下图）。使用腹部肌肉和臀部屈肌帮助躯干更好地降低。按要求的时间保持这个姿势。

注意事项：

• 身体向前弯曲时应尽可能使用腹部肌肉和臀部屈肌。

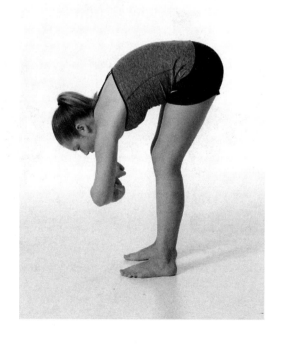

站立式屈腿

准备姿势：

直立，双臂交叉放于胸前。右膝尽可能地抬高。

动作要领：

用左腿保持身体平衡。右腿快速向前伸直，之后快速弯曲并收回右脚（下图）。这是 1 次完整的动作。在练习的过程中，尽量勾脚背。完成后换左脚重复练习。

注意事项：

• 在双腿伸直和弯曲的过程中，腿要尽可能地抬高。

• 在保持身体平衡的情况下尽可能快地做这个练习。

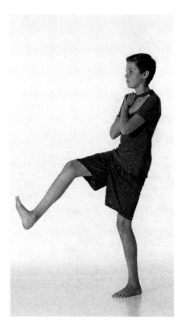
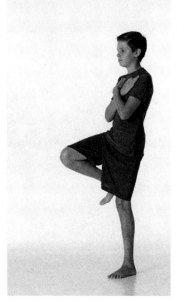

直立抬腿

准备姿势：

站立，双脚分开与臀部同宽，双臂交叉放于胸前。

动作要领：

右腿伸直（膝关节不动）并尽可能地抬高，右脚朝膝关节方向勾脚尖（下图），募集腹部肌肉。按要求的时间保持这个姿势。完成 1 次后换左腿练习。

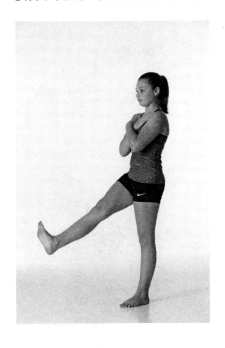

注意事项：

• 躯干在整个练习中应保持直立。臀部不要前倾或向后靠。骨盆在整个过程中应保持中立位。

• 腿在整个练习过程中不能保持同一高度是意料之中的。只要腿开始降低时不拱背、尽量保持腿抬高、膝关节保持不动状态即可，甚至在完成动作后腿仍保持在地上也没有关系。

• 脚尖在整个练习过程中勾起，膝关节固定。通过屈膝来抬高腿是大多数人容易犯的错误。

• 不要在意在第一次练习时腿能抬多高（多练习是把腿抬得更高的关键）。

自由女神式上举

准备姿势：

直立，双脚分开与臀部同宽，双臂放于身体两侧。右臂贴近身体，在体前直接伸到左臀前方，手掌朝外，大拇指朝下。

动作要领：

右臂伸直，快速向右斜方抬起，同时手掌翻转。在到达顶点时，右臂保持伸直，大拇指朝向身体后方（下图）。在最高点保持一定时间后放下右臂，手掌翻转回到准备姿势。这是1次完整的动作。完成规定的次数后换左臂练习。

注意事项：

• 尽可能快地抬起手臂，在到达最高点和最低点时暂停一会儿。

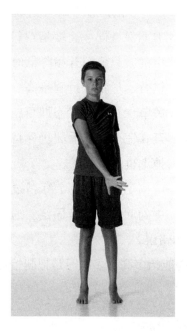
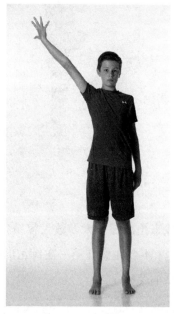

马步

准备姿势和动作要领：

双脚分开与臀部同宽，站立在一个稳定的物体（如铁丝网、横杆或者门把手）前，手抓握与腰部齐高的位置。双手握持支撑物后下蹲，直到大腿与地面保持平行，呈深蹲姿势，膝关节位于脚踝正上方。挺胸直背，按要求的时间保持这个姿势（下图）。

注意事项：

• 握住支撑物时不要用力，否则会导致重心太靠后，因此，应该更多地依靠上半身来支撑身体。

• 当肌肉开始力竭，重心会开始下降，靠近地面，这没有问题，此时应坚持住，调整呼吸，保持姿势直到练习完成。

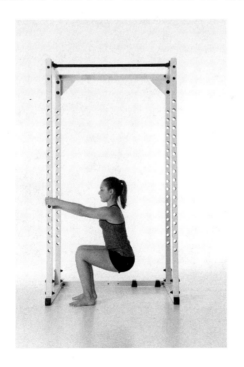

蹲起摆臂

准备姿势：

直立，双脚分开与肩同宽，双臂放于体前，双手扣紧。背部保持平直，尽量下蹲，双臂垂于双腿之间。

动作要领：

快速站起来的同时摆臂，使双臂高过头部（下图）。然后立刻向下蹲，同时将手臂拉回到准备姿势。这是1次完整的动作。

注意事项：

• 双脚在练习过程中应始终保持全脚掌着地。

• 在手臂上抬到最高位置时，身体应该完全伸展。如果屈髋、屈膝或者手臂没有抬到最高位置，说明孩子的运动受限。

• 这个练习应该快速地做。全过程要控制住身体。

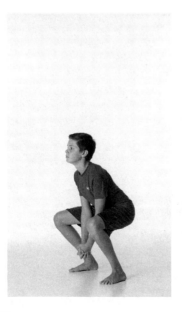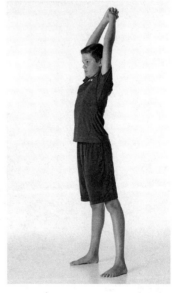

摸脚尖

准备姿势：

直立，双脚分开与臀部同宽，手臂垂于身体两侧。

动作要领：

腿部伸直，身体慢慢向前弯曲，用双手碰触脚尖（下图），之后还原到准备姿势。这是 1 次完整的动作。

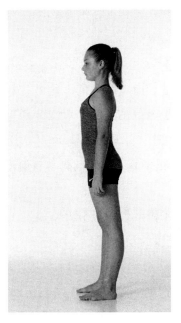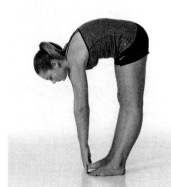

注意事项：

• 如果双手不能碰触脚尖，可以碰触脚踝、胫骨或者任何能碰触到的最远端。

• 如果碰触脚尖对你的孩子来说太容易，那么让孩子试试碰触地面。

• 身体在每次向前弯曲的时候试着用力一点，这样就能触摸到更低的部位。

• 身体向下时注意收缩腹部，想象自己的身体是通过腹部肌肉向下拉，而不是由重力向下拉。

收腹跳后呈弓箭步

准备姿势：

直立，双脚分开与臀部同宽，双臂弯曲，肘部朝下，双手放于胸前。

动作要领：

屈膝的同时双臂摆至身后，尽量向上跳。向上跳时，双臂前摆带动膝关节向胸部靠拢。在跳至最高点时，双腿分开呈弓箭步，左脚在前、右脚在后。落地时，左腿屈膝呈 90°（大腿与地面平行、与小腿垂直），右腿尽量伸直，右脚前脚掌着地（下图）。

回到准备姿势后重复练习，在跳至最高点分开双腿时变成右脚在前、左脚在后。这是 1 次完整的动作。

注意事项：

• 双臂应该尽量贴近体侧前后摆动。

• 每次都尽量跳到最高。起跳至足够分腿的高度也没有问题，但前提是对这个动作已经非常熟悉。

• 落地时，脚后跟不要着地。

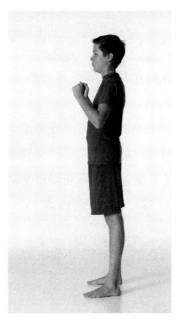
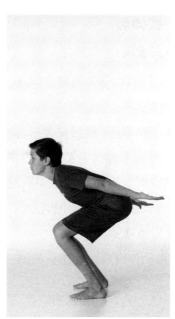
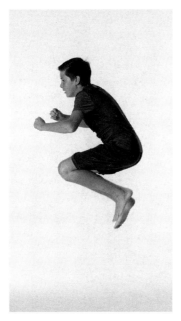
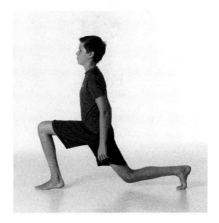

Y 式伸展

准备姿势：

直立，双脚分开与臀部同宽。双臂伸直内旋，两手手背相对。

动作要领：

两手臂伸直，然后快速抬起双臂举过头顶并形成一定角度，让身体看起来像大写英文字母 Y。同时，双臂外旋，在手臂举到最高点时，大拇指应该指向后方（下图），之后立即将手臂放下还原成准备姿势，同时双臂内旋。这是 1 次完整的动作。

注意事项：

• 做动作时要一直抬头挺胸，不要让躯干前倾，不要沉肩。

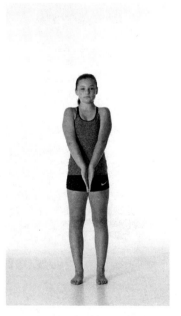 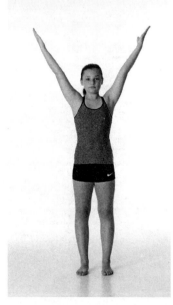

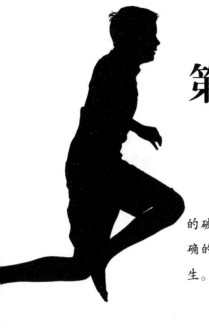

第四步
恢 复

　　所有的运动训练都是对身体可控的破坏。运动训练结束后需要通过正确的步骤让身体得到修复、恢复和再生。

第十一章

倾听身体传递的信息

汤米·约翰解决方案的"恢复"部分是难题的最后一个部分，也是最不能忽视的部分。事实上，如果青少年不认真对待最后一个部分，那么之前所付出的一切都将变得毫无意义。

我治疗过的各个年龄段的运动员认为身体恢复就是使用泡沫轴、服用阿司匹林、躺在弹力球上、偶尔进行冰浴，有些人还能认识到睡眠的重要性，但除此之外，从未有人完全理解身体恢复的真实概念。运动能力强的运动员认为疼痛、疲劳或身体其他任何情况都会让自己看起来像是球队中最虚弱的人，所以他们不愿意承认自己的身体状态不好。

有一些人认为身体恢复只是在训练的某些时刻才需要被认真对待，如训练后、比赛后的第一天、受伤后。这种态度阻碍了许多运动员的发展，尤其是青少年。如果他们一开始就不明白到底是什么使他们变得更强大，那么最终会证明他们"只要杀不死我就会让我变得更强大"的理念错了。我们需要让他们了解身体内部发生的事情，给予他们正确的身体恢复工具，他们的肌肉酸痛和疲劳感才会减轻，最终成为健康、更耐伤病的运动员。

青少年的身体到底发生了什么

所有的青少年，无论性别、年龄、所参与的运动类型，都面临一个事实，即他们的身体每分钟都处于分解代谢状态（意味着身体正在被分解）或处于合成代谢状态（意味着身体正在自我恢复）。

身体总是在分解

每项运动都是由一系列简单的身体动作组合而成的复杂技能。运动员需要在一场比赛、一段时间、一次事件、1/4 秒或一局中多次完成这些动作。当青少年练习特定运动时，他们真正要做的就是将那些复杂的技能简化为基本动作，以一种重复、成套、定时训练的方式进行训练（或者是教练以某种方式组织训练）。

运动的乐趣减少是因为青少年对每次比赛或训练都非常投入。但他们的身体并没有沉浸在即将进入的加时赛，或者享受完美的获胜射门或踢球时刻，并没有担心自己是否会成为最有价值球员（MVP）或者是否能进入总决赛。

运动只不过是一系列破坏肌肉和组织的动作，耗尽神经递质，并对从头到脚的韧带、骨骼、椎间盘、半月板和软骨施加压力。无论你的孩子运动了多长时间、付出了多大的努力，只要离开运动场、球场或健身房，即使他一点儿也不觉得酸痛或疲倦，但他们的身体正在"分解"。

青少年总是在积累微创伤和损伤

大多数青少年没有意识到自己正在积累在训练和比赛期间产生的所有微创伤和损伤。身体需要休息和使用一些方法来自愈，并恢复体内的平衡状态。

身体一直在试图恢复其先前的状态。青少年真正要做的就是在训练中努力提高身体的平衡水平，使他们的"新常态"比"旧常态"更快、更强壮、更熟练。

当青少年重视身体恢复时，他们的身体会以更好的方式恢复。如果青少年忽略了身体恢复或没有付出应有的努力，他们在下次比赛或训练时就不会比以前更强或更快，甚至不能达到以前的水平。

青少年具有决定权

有一些青少年会固执地坚持不进行身体恢复，我告诉他们："此刻以及此后的每刻，只要你在这个星球上还活着，你的身体要么在自我增强，要么在自我分解。现在，你要么进化成为一名更强、更快、能力更好的运动员，要么退化成一个更弱、更慢、能力更差的运动员。不是因为你没有做到最好，而是因为你没有让自己的身体从运动磨损中恢复过来。所以……你想站在哪一边？"

然后，一切都开始发生变化。他们在我的办公室时接受我在可控的环境下从技术上"分解"他们的身体。他们离开我的办公室时就由他们自己决定是否让身体恢复，并达到下一个阶段的水平。

他们终于明白，重视身体恢复将会使自己成为更有准备、更成熟的人。他们开始意识到自己所采取的每项行动都是一个决定，决定他们在实现个人目标和在运动中能走多远。

青少年身体恢复取得了重大进展

尽管本章的内容旨在加快青少年的身体恢复速度，但它并不是汤米·约翰解决方案中唯一的恢复难题。

• 让你的孩子反思其生活方式、活动和个人习惯，如果他的身体已经处于很好的恢复状态，就只需避免给其施加过度的压力即可。

• 让你的孩子多补充有益的食物（减少或拒绝错误的食物），以获得更多的营养，从而让身体更快、更高效地自我修复。

• 使用"重构"部分的练习和技巧来消除孩子的身体功能障碍，并防止损伤的进一步发生，身体将更能抵抗伤害、更快地从运动压力中恢复。

如果你的孩子让汤米·约翰解决方案的"反思、补充、重构"3个步骤同步运作，并且都在发挥作用，那么他在恢复方面已经拥有了任何休息都无法带来的优势。

所有的训练、营养供给、对生活方式和个人习惯的改变都是为了加快身体恢复的速度和效率。

当青少年最终认识到身体恢复不好将阻碍他们成为优秀的运动员或者导致他们发生无休止的损伤时，说明他们已经有了身体恢复的意识。

恢复是最重要的步骤，虽然它不是解决问题的直接方法，但它是额外的奖励。恢复是一种放大汤米·约翰解决方案其他3个步骤（反思、补充、重构）效果的方法。

孩子的身体能自我愈合，对吗?

有些家长会认为孩子的精力充沛，身体恢复比成人恢复得更快，所以青少年在运动后的身体恢复不需要同样的专注程度。我承认年龄小是青少年身体恢复快的一个原因，但不应该视为理所当然。

孩子们能恢复活力吗? 与成年人相比，他们在一定程度上可以。但是把当代的青少年和上一代青少年相比，我则不太确定。家长可能明白自己孩提时代的经历与自己的孩子完全不同。

现在，你已经阅读了本书的大部分内容，你已经意识到阻碍孩子成长的问题，以及这些问题中有多少在你自己的成长过程中从未出现过。这就是我规劝那些对身体恢复的重要性持怀疑态度的家长不要认为孩子年龄小就不重视身体恢复的原因，这种想法会让你的孩子落后。采纳本节内容将使你的孩子进步。

错误的运动损伤预防和治疗

我建议你停止做一些你正在对你的孩子做的一些事情，这会让你感到惊讶。实际上，我期望你做出这种反应。

你很有可能根据自己的意愿对孩子使用了一些行之有效的身体恢复技巧（我毫不怀疑你也对自己使用过那些技巧），但这些技巧可能弊大于利。

服用非甾体抗炎药

早在 2007 年，一个 14 岁的棒球运动员因为肘部疼痛来咨询我。他的核磁共振成像检查结果很清楚，没有显示任何异常。尽管我和另外两位同事对他使用了本书中的所有技巧，但是他的痛苦从未消退，所以他去寻求另一种意见。

另一位医生的建议是用螺丝钉固定肘部的生长板。男孩的父亲来征求我的意见，我告诉他孩子的肘部没有碎裂骨折，用螺丝钉固定肘部的生长板对孩子来说毫无意义。我请求他让我用更多的时间来研究这个病例。经过进一步的检查，我发现男孩的肘部有一个很小的应力性骨折，这处骨折已经存在很多年了，但一直没有痊愈。

应力性骨折周围的组织都对刺激做出了恰当的反应。男孩的骨骼和韧带生长正常，生长板开始闭合，这是这个年龄的孩子在成长中通常会有的正常现象。但多年前的应力性骨折一直没有痊愈仍然是一个谜，直到后来我发现男孩因患幼年型风湿关节炎而服用了大量抗炎药物才破解了这个谜。由于男孩体内的抗炎水平很高，所以他的身体从未自愈。药物破坏了他的身体恢复的过程，他只要停止服用消炎药物，恢复过程就可以完成，他就能毫无痛苦地打球了。最终的事实证明，他根本没有患幼年型风湿关节炎，只是正在经历正常的成长阶段。

那个男孩的父亲至今仍然感谢我拯救了他儿子的手臂，这总是让我想知道有多少青少年因为依赖抗炎药而受到负面影响。布洛芬（Nuprin）可能是药箱里常备的止痛药品，但是大多数家长并不知道炎症发生的过程实际上是受损细胞的愈合过程。无论炎症是存在于韧带、肌肉中还是仅存在于皮肤表面，都是整个细胞再生需要发生的一系列反应。换句话说，炎症的存在是合理的，不是你要消除的东西，因为这是愈合过程的第一步。

所以，当你在药物说明书上看到"消炎"这个词时应将其视为抗愈合的药物。

青少年在高强度训练或比赛后服用一粒药丸来缓解酸痛似乎没什么大不了，但事实上，他们正在减少并消除他们的身体开始愈合过程所需的某些信号。新的研究表明，非甾体抗炎药会抑制骨形成和骨折愈合，即使是短期、低剂量的非甾体抗炎药也会抑制骨愈合。用非甾体抗炎药治疗骨折后，患者会面临非常大的并发症风险。

非甾体抗炎药被认为还会抑制结缔组织的愈合过程，以及运动对结缔组织蛋白合成的刺激作用。具有讽刺意味的是，人们服用非甾体抗炎药是为了治疗结缔组织损伤和肌肉酸痛。青少年在每次服用药片以缓解疼痛时，实际上是在让身体永远无法摆脱最初可能导致疼痛的因素，得到充分恢复。

关于非甾体抗炎药的另一个可怕的事实是它们并不像你想象的那么有用。你可能会认为非甾体抗炎药的作用就像是热追踪导弹，能瞄准任何伤痛，事实是非甾体抗炎药更像是从头到脚、从里到外炸毁整个身体的炸弹，最大限度地减少或阻止炎症自愈的过程。因此，如果你的孩子患有其他需要治疗的炎症，如肝脏或小肠炎症，非甾体抗炎药可能会减缓或阻止各种未知的愈合过程的发生，其效果远超缓解肌肉酸痛时的效果。

非甾体抗炎药对身体还有一些其他的间接影响。研究表明，非甾体抗炎药会改变肠道内的微生物种群，改变有益细菌和有害细菌的比例。此外，宾夕法尼亚大学佩雷尔曼医学院（Perelman

School of Medicine at the University of Pennsylvania）的研究人员最近发现，非甾体抗炎药吲哚美辛（类似于布洛芬和萘普生）可能会减少体内促进炎症、疼痛和发热的前列腺素的生成，同时也降低保护胃黏膜细胞和促进血液凝结的前列腺素的水平。

所以，我建议青少年远离非甾体抗炎药，除非服用非甾体抗炎药是不可避免的，否则它们会让你的孩子接收不到自己的身体试图告诉他们的信息。

青少年应该关注自己身体内发生的事情，并注意自己的感觉。青少年频繁地依赖非甾体抗炎药会使他们对本该感受到的感觉充耳不闻，如感知动作是安全还是不安全的感觉。

疼痛是身体存在问题的一种警告方式。经常使用非甾体抗炎药的孩子很可能永远不会感受到这些警告，等到能感受到时已经晚了。

每次损伤后都使用冰敷

每当我问青少年在赛后是否采取了措施以加快身体恢复速度时，我听到的答案都是"我冰敷了"！如果我问他们是否采取过其他措施时，答案几乎都是否定的。我想说的是，他们采用冰敷是在浪费时间。

如今，市场上有大量可冰敷任何部位的产品。在青少年受伤时，无论伤势如何，大多数教练和家长的处理方式仍然是久经考验的 RICE（休息、冰敷、加压包扎和抬高）方法。医生在给青少年进行物理治疗之后，通常会用冰敷 10~15 分钟刚刚集中训练的部位来结束这一阶段的治疗。

冰敷的意图虽然是好的，但完全错了。

如果你曾经使用过 RICE 方法，你要感谢盖布·米尔金（Gabe Mirkin）医生。早在 20 世纪 70 年代，盖布·米尔金第一次注意到将断肢放在冰中可以减缓它们的退化，以帮助它们被重新连接。之后冰敷便成为治疗许多疼痛和缓解劳累的方法。但许多教练和家长没有意识到的是，在面对新的压倒性证据后，盖布·米尔金推翻了他以前的观点。

在过去几年中，人们普遍认为冰敷身体的某些部位会减慢血流的速度并堵塞血管，而血流对于炎症的愈合细胞的进入至关重要，尤其是胰岛素生长因子（类胰岛素一号生长因子）——一种有助于肌肉和其他受伤部位修复和恢复的激素。

拿下冰袋并不会立即解除血流限制。最近一项研究检验了与冰敷疗法相关的血管收缩的程度和持续性，结果发现，停止冰敷后很长一段时间，流向受伤部位的血液仍然很少，但受伤部位的下层组织已经升到正常温度。

此外，冰敷是冰使该区域麻木，使人感觉不到疼痛。实际上，青少年需要有感到痛苦的能力来保护他们。

长期的冰敷会给青少年一种战胜痛苦的力量感。他们一旦有疼痛感，就会使用冰敷直到疼痛消除，然后更快地重新参与体育活动。冰敷在一段时间内可以减轻肿胀和疼痛，但会使青少年误以为损伤已恢复甚至变得更好，但是不能欺骗身体太久，因为这都是假象，原本的病痛仍然存在。

肿胀、流血和其他与炎症过程相关的活动都必须发生，以清除废物，并带来治愈该部位所需的营养。如果用冰来暂停治疗，身体就不会停止尝试自我治疗，并且在某些情况下会通过放大炎症过程来进一步抵抗，从而导致更多的疼痛。实际上，冰敷就是使自己感觉更好，而使身体更糟。

是否有合适的时间可以使用冰敷

在我的实践中，除非出现损伤或错位的情况，否则我会拒绝使用冰敷。我唯一允许冰敷的情况是运动员因撞击而扭伤、挫伤或瘀伤。在受伤的 15 分钟内冰敷受伤的部位是唯一应用冰敷的情况，这可以明显地减轻运动员的疼痛感。

一旦冰袋融化，冰敷过程就完成了。如果错过了这个短暂的窗口期，那么我不建议继续使用冰敷。在受伤 15 分钟之后，冰敷只会减缓身体恢复的速度。抬高受伤部位并使其尽快移动，即使 1 次只移动 1 毫米也可以加快愈合过程。

如果青少年由于不适感加剧而需要做某事，可以热敷（只是为了减轻疼痛）。我不建议青少年养成一旦感到酸痛就热敷的习惯。

静态拉伸

你是否曾经见过青少年将一只手臂抬起、屈肘放在一侧肩膀上，另一只手臂将其向对侧拉以放松肩膀和上背部吗？有没有看过他们弯曲膝关节，从后面抓住脚，把脚跟拉向臀部以伸展股四头肌，即大腿前部的肌肉？

这些只是简单静态拉伸的一些示例，即将肌肉拉伸到其活动范围的末端时，然后保持该姿势一定时间。我们过去都做过这些拉伸动作，也许现在还在做。许多青少年在比赛或训练之前使用它们来热身，要么是教练告诉他们那样做，要么是他们认为自己应该那么做。让我们先了解一下静态拉伸吧。

在运动前进行静态拉伸被认为可以防止受伤并增加关节

活动范围，从而提高运动成绩；在运动后进行静态拉伸被认为可以减轻肌肉僵硬和延迟性肌肉酸痛。但目前有很多科学家对静态拉伸的有效性有争议。麦克马斯特大学（McMaster University）的研究表明，静态拉伸对减少胫痛综合征、胫骨应激反应、扭伤、拉伤以及下肢和四肢损伤等没有作用。研究也暗示了一个事实：静态拉伸可以降低运动员的最大肌肉表现和下半身的稳定性，甚至损害爆发力表现长达 24 小时。

如果这些信息还不能说服你的话，那么下面这些事实对青少年会有帮助。

首先，青少年不需要静态拉伸。青少年通常不会出现肌肉紧绷的现象，这就是他们完全不需要静态拉伸的原因。任何形式的静态拉伸都不能弥补他们的不足，这使得静态拉伸不仅是一种浪费，而且会增加受伤的风险，降低运动表现。

其次，肌肉可以伸长、缩短或保持等长。如果你的孩子在艰苦的训练之后感到肌肉有些紧绷，不是他的肌肉有问题，而是他的大脑让肌肉紧绷。每当身体的某些组织变得虚弱、疲倦或受伤时，大脑就会让其他肌肉紧绷以保护肌肉下方的重要组织。这并不是说做了什么使肌肉紧绷的事，而是大脑利用身体的肌肉作为防御机制。

我给家长举的一个例子就是描述被麻醉的人。你可以将地球上最顽固的人麻醉，然后他就会成为世界上最听话的人！这怎么可能？人在被麻醉后，大脑正常的保护性综合反应被关闭了。酒精也有同样的功能，在一场交通事故中，司机喝醉了酒却奇迹般地没有受伤也是同样的道理。

静态拉伸并不能使肌肉更强壮，也不能加快肌肉从疲劳中恢复的速度或帮助身体愈合。这也是谈到提升青少年的柔韧素质时应该强化他们的肌肉而不是拉伸肌肉的原因。

不恰当的长跑

我过去参加职业棒球运动时曾经使用的一项恢复技巧如今仍然被各个年龄段的职业运动员和业余运动员作为一种恢复手段，那就是在训练或比赛后长跑。

当时的想法是（现在仍然是）长跑有助于血液流动以排除乳酸。肌肉在运动中失去力量和能量时就会产生乳酸来应对肌肉细胞的去极化，这是运动员在运动中会有肌肉灼烧感的原因，也常被认为是延迟性肌肉酸痛的罪魁祸首。延迟性肌肉酸痛通常发生在剧烈运动或活动后的一两天。有些教练仍然觉得训练后的长跑有助于消除乳酸，可以预防或减少延迟性肌肉酸痛。

即使你的孩子参与了高强度运动，以致肌肉中堆积了高浓度的乳酸，但无论锻炼、训练或比赛有多激烈，乳酸在大约1小时之内就会自动地从肌肉中消失。此外，乳酸不会引起延迟性肌肉酸痛。延迟性肌肉酸痛实际上是肌肉纤维微损伤造成的。

有些教练仍然会让青少年在训练后进行长跑，因为他们相信这样可以增强青少年的耐力。但是，除非青少年是在进行竞争性的长跑，否则长跑并不会像大多数运动那样锻炼身体。

大多数运动都是无氧运动，这意味着青少年需要高强度的快速爆发力。想一想青少年在运动场、球场或健身房的大部分时间都在做些什么。如果你仔细观察，就会发现虽然他们在那里打了两三小时的球，但他们有很多次休息和起动，活跃的时间只有几秒，最多1分钟，仅此而已。

长跑本质上是纯粹的有氧运动，是一种低强度到中等强度的运动，需要持续很长一段时间。长跑是主要由股四头肌发挥作用的运动，依靠一组特定的肌肉来推动身体朝一个方向前进。大多数运动都要求运动员能够朝各个方向前进，所以短时间的活动（如跳跃、下蹲、冲刺等）不仅有益于青少年的心血管系统，而且为高强度、瞬间爆发的运动做好肌肉准备。

我深入研究了关于长跑的科学知识，以及长跑如何对运动员的整体表现产生负面影响。长跑是一种高强度耐力的运动，已被证明可以增加皮质醇，而皮质醇会对肌肉组织产生分解代谢（降解）作用。数十年来，耐力训练被证明会降低骨密度，降低睾酮和雄激素的水平，而这些激素对肌肉的修复至关重要。

我认为，即使当今的青少年能够坚持长跑，但他们也没有获得长跑的能力，至少他们在身体恢复平衡之前没有。

重视睡眠

熬夜会让青少年觉得自己像个大人。如今有太多让青少年分心的事情，让他们每天 24 小时都沉浸在娱乐中。你可以想象我要他们重视睡眠有多么困难。所有的青少年都应该认识到睡眠是最有用的身体恢复方法。

睡眠不是青少年必须要做的事情，而是他们需要做的事情。睡眠相当于一面墙，使身体在不受干扰的情况下修复、恢复和重构。最近的研究表明，免疫系统在睡眠期间具有更好的机会重组，释放出 T 细胞（对抗病毒和其他病原体的白细胞）和生长激素以抵抗感染。但是，即使青少年只有一次熬夜也可能破坏该过程，使免疫系统抵抗感染和自我治愈的可能性降低。

最新的研究表明，充足睡眠的益处远不止这些。新的证据表明，充足的睡眠可以更好地巩固青少年正在学习的技能，有助于提高长期记忆能力，而缺乏睡眠则会损害大脑重新调整负责学习和记忆的细胞的能力。这些细胞使学习和记忆得以巩固，并在人清醒时加以利用。睡眠不足会对运动员产生负面影响，增加他们对糖的依赖，摄入不必要的能量，升高血压，抑制免疫系统，从而导致他们因为生病而错过更多的训练和比赛。

有新的证据表明，睡眠不足可能会影响青少年的骨骼发育。在 2017 年的一项研究中，位于波特兰的俄勒冈健康与科学大学（Oregon Health & Science University）的 20 名研究人员发现，当受试者在 3 周内的平均睡眠时间为 5.6 小时时，身体内一种名为 P1NP 的骨形成标志物的含量显著降低。更令人震惊的是，青少年受试者的下降幅度更大。因此研究人员推测，人们在青少年时期缺乏睡眠可能会在不久的将来乃至一生都有出现骨骼问题的风险。

第十二章

加速愈合的过程

尽管汤米·约翰解决方案的每一步都是让青少年的身体处于持续的恢复状态，但他们仍然可以在最后关头做一些事情来加速体内的愈合过程。下面的一些技巧都可以巩固青少年所获得的运动技能，并确保他们的身体尽量不受影响，并处于比较好的状态。

购买天然的消炎药

当我告诉家长或患者食用一些纯天然的抗炎食物时，他们总是会感到困惑。毕竟，我刚刚告诉他们停止服用非甾体抗炎药。既然炎症有助于愈合过程，为什么我还会建议他们食用能自然减轻炎症的食物呢？

这是因为我建议的食物与非甾体抗炎药不同，不会阻止或关闭炎症自愈的过程。这些食物通过加速愈合过程来减轻炎症，从而使炎症自然消失得更快。

其实，你的孩子在遵循汤米·约翰解决方案的补充部分的原则时，已经不知不觉吃了一些抗炎食物，如草饲动物的肉类或有机肉类、鱼类、水果（尤其是柑橘和浆果类）、十字花科蔬菜、坚果和椰子油等，这些都是应该添加到孩子饮食中的抗炎食物。我总是建议每位青少年摄入 3 种主要的抗炎食品，特别是在有压力或活动增加的时候，或在受伤期间。

1. 鳕鱼肝油

鱼肝油富含 ω-3 脂肪酸、二十碳五烯酸（EPA）和二十二碳六烯酸（DHA）。这种从大西洋鳕鱼肝脏中提取的精油可促进身体的愈合反应，增强免疫系统的功能，消除炎症。事实证明，它对人体几乎所有系统都有帮助，包括消化系统、神经系统、循环系统和内分泌系统。内分泌系统是分泌激素的腺体的集合，激素可调节人的生长发育、睡眠、新陈代谢。

如果青少年不喜欢鳕鱼或不能保证每周至少吃 2 次鱼，那么可以定期以鱼肝油补充剂的形式添加到他们的饮食中。这可预防他们受伤，帮助他们发挥出最佳的运动水平。

我喜欢鳕鱼肝油是因为它具有两种高浓度的脂溶性营养素。青少年往往严重缺乏这两种脂溶性营养素。

每天要服用的量： 每天服用 1 茶匙。我喜欢柠檬味的液体鳕鱼肝油而不是胶囊，你可以选择孩子喜欢的形式。然而，在让孩子开始服用任何鱼肝油补充剂之前，请务必咨询医生，以确保每天补充的 ω-3 脂肪酸不会与孩子正在服用的其他药物（如抗凝血药）产生不良反应。

2. 姜黄

姜黄这种芳香、有苦味的香料中含有姜黄素。姜黄素是一种因其生物功能特性而备受推崇的化学物质，尤其是抗氧化、清除自由基、抗肿瘤、抗菌和抗炎的特性能极大地加速身体的愈合过程。

姜黄的秘密是什么？一些科学家认为，姜黄素分子可以进入细胞膜内，使细胞膜更加稳定，从而增强其抵抗致病微生物感染的能力。

每天要服用的量：对于青少年而言，我推荐的剂量是每天将一汤匙姜黄粉撒在他们喜欢的食物上，或者服用药丸，一般服用 400 毫克，也就是每天 2~4 粒胶囊。与服用鳕鱼肝油一样，在孩子开始食用姜黄之前请先咨询医生，以确保它不会与其他药物产生不良反应。

3. 维生素 C

维生素 C 对整个身体组织（包括软骨、骨骼、牙齿、皮肤、肌腱、韧带和血管等）的生长和修复至关重要，对身体的愈合作用简直是惊人的。

维生素 C 是强有力的抗氧化剂，可以防止自由基造成的损伤，有助于产生胶原蛋白，帮助血红蛋白将氧气输送到全身。

每天要服用的量：这是个棘手的问题，因为每个人每天耐受的维生素 C 的水平有所不同。青少年对维生素的需求每天都有所不同。

好消息是即使维生素 C 摄入量很高也没有毒性。维生素 C 是一种水溶性维生素，如果青少年服用的剂量过大，他们的身体就会把不需要的维生素排出体外。但是，服用过多的维生素 C 可能会让一些孩子的面部出现潮红或暂时感到胃部不适，所以你在给孩子增加每天的维生素摄入量时要仔细观察他们的反应。

我与许多内科医生和运动专家交流时，他们建议将每日维生素 C 的摄入量增加到超过加速身体愈合过程的建议量。赫尔辛基大学（University of Helsinki）公共卫生系最近进行的一项研究发现，与每天服用 3~4 克维生素 C 的受试者相比，每天服用 6~8 克维生素 C 的受试者的感冒时间分别缩短了 17% 和 19%。爱荷华大学（University of Iowa）的研究人员在最近的另一项试验中发现，每天给脑癌和肺癌患者注入 800~1000 倍推荐量的维生素 C，可以使癌细胞对放疗和化疗更加敏感，而对正常细胞没有任何负面影响。

尽管如此，对于 8~13 岁的青少年来说，每天摄入 500~1000 毫克的维生素 C 是一个好的开始。13 岁及以上的青少年每天可服用的剂量为 1000~2000 毫克。如果你的孩子生病了或受伤了，可以尝试增加维生素 C 的摄入量，他一定可以从中受益，但你一定要注意观察孩子的身体状况。

用动态动作来热身

经常会有家长问我，他们的孩子应该怎么做比赛前的热身运动，尤其是在我不提倡静态拉伸的情况下。这时，我就会带他们去问他们的孩子（就是刚刚花了 1 小时做了一系列练习的那个孩子）在训练之前应该做什么样的运动来热身。他的答案是正确的："把刚刚做的练习的时间缩短一点，重复次数少一些。"

热身活动和训练活动之间唯一的区别就是活动对孩子的影响。如果活动使孩子精疲力竭，那就是训练；如果活动使孩子的身体更有活力，使血液加速输送到肌肉并激发大脑，那就是热身。静态拉伸是使肌肉和系统处于一种相对被动的状态，动态拉伸则可以刺激身体并为训练做好准备。

我坚信热身应该是训练的相同动作，只是强度较低、重复次数较少。无论是在比赛中还是在训练中，家长或教练应简单地让孩子做一定数量的动作（平均20~30次），在一定时间内（最少5分钟，最多10分钟）降低运动强度来热身。

如果你的孩子参加多种运动，则可以参考我的一个适用于所有运动的热身方法。这个方法可以预防青少年在运动中发生损伤，那就是汤米·约翰万能赛前热身。

汤米·约翰万能热身

人类掌握的所有动作都不是特定的运动。所有的动作（当它们以特定的模式组合在一起时就形成了复杂的技能）都只是简单的动作。

你的孩子的大脑并不知道孩子正在打排球、棒球、篮球、足球、橄榄球或进行其他投掷运动，也不知道弯曲和伸展身体的哪些部分（是脚踝、肘部、臀部、膝关节还是其他部位），只知道孩子根据运动的要求在特定的关节上做出特定的动作。

无论你的孩子参加的是什么运动，汤米·约翰万能热身的6个动作都是为了让他们的身体做好运动的准备。但要注意的是，你必须让他们在运动中以最高的强度和最快的速度完成这6个动作，这样才能让他们的身体发挥出最大的潜能。因此，当他们执行以下操作时，让他们问自己以下问题，以考虑达到该速度的要求：

- 我需要以多快的速度投掷或踢球？
- 我击球或挥杆时需要多大的力度？
- 我需要移动得多快？
- 我跳跃或冲刺时需要多大的爆发力？

无论这些问题的答案是什么，他们都需要保持速度，不仅要让肌肉做好准备，还要告诉大脑："嘿！我们将以这样的速度前进，请你做好准备。"

万能热身的 6 个动作

1. 勾脚跳（60 秒）。

2. 囚式深蹲（10~30 个），次数取决于青少年的年龄和能力。最好的衡量方法是做完后感觉像热身，而不是训练。

3. 3 个方向（腿向前、向侧和向后）的臀部绕环，顺时针和逆时针各绕 10 圈。先伸展左腿，再伸展右腿，然后重复。

4. 俯卧撑（10~30 个），次数同样取决于青少年的年龄和能力。做完后感觉像热身，而不是训练。

5. 脊柱扭转（15~30 次）。

6. 交叉爬行超人（2 分钟）。

做这 6 个动作大约需要 7~9 分钟。之后，如果他们想做一些特定的热身动作，让他们做一两个动作，每个动作安排 30 次（50% 的强度 10 次，75% 的强度 10 次，100% 的强度 10 次）。

- 如果你的孩子打棒球或垒球，这些动作可能是模仿扔球或挥动球棒。
- 如果你的孩子踢足球，这些动作可能是模仿射门。

• 如果你的孩子打篮球，这些动作可能是模仿从三威胁到投篮。

• 对于足球运动，根据你的孩子场上位置的不同，这些动作可以是冲刺 5 米后向左或向右移动，也可以是冲刺后侧身移动几米。

• 如果你的孩子打排球，可以尝试大力发球和扣球。

汤米·约翰高级热身

尽管万能热身的效果非常有效，其设计也易于记忆，但是当你的孩子想要做更多的热身动作并享受更复杂的热身挑战时，我建议你使用这个高级热身。

万能热身的规则同样适用于高级热身。你的孩子将用与运动相同的强度和爆发力做所有动作。

• 勾脚跳（15 次）。

• 蹲跳（10 次）。

• 反弹（或常规）俯卧撑（5 个）。

重复这 3 个动作，中间不要休息，共 3 组，然后休息 1~2 分钟，或者喘口气。

• 俄罗斯弓步（每侧 5 个）。

• 直臂俯撑交替提膝（每侧 5 个）。

• 快速俄罗斯弓步冲刺（每侧 5 个）。

重复这 3 个动作，中间不要休息，共 3 组，然后休息 1~2 分钟，或者喘口气。

• 脊柱扭转（10 次）。

- 蝎子摆尾（10次）。
- 滚翻拉伸腘绳肌（10次）。

重复这3个动作，中间不要休息，共3组，然后休息1~2分钟，或者喘口气。

- 振臂运动（30次）。
- 自由女神式上举（30次）。

重复这2个动作，中间不要休息，共3组，然后休息1~2分钟，或者喘口气。

- 最后通过执行一两个强度最高的特定动作来结束常规热身，每个动作最多30次（50%的强度10次，75%的强度10次，100%的强度10次）。

比赛或运动后抬高双腿

我建议青少年使用的另一个有效技巧是在进行任何训练或比赛后躺在墙或栅栏前，把双腿放在墙上或栅栏上（使双腿垂直于地面）。他们的身体看起来像一个大写英文字母"L"，脚后跟到臀部都紧贴墙壁或栅栏。

我称这个动作为"康复仪式"，我唯一要求他们做的事情就是躺在那儿，抬高双腿。我不会让他们玩手机，只是让他们纯粹地躺在那儿，可以闭上眼睛感受血液反向流动时肌肉发生的变化、思考策略或与队友讨论。

这个简单的抬高技术不仅能加快身体恢复的速度，而且能让他们冥想，使他们摆脱"战或逃"的模式，从而降低身体系统的肾上腺素和皮质醇水平。

让他们抬高双腿直到他们感到脚刺痛、几乎处于麻木的边缘就可以停止了，这通常需要 10~15 分钟，时间再长一点也没问题。根据我的经验，要让青少年在没有手机、平板电脑或游戏手柄的情况下长时间躺着不动几乎是不可能的。

把冰换成香料

我从不谈论止痛药，因为我觉得运动员（或一般人）需要倾听疼痛告诉他们的信息。但当青少年已经意识到疼痛的原因，并且需要某种东西来缓解疼痛时，我更喜欢纯天然的选择——将椰子油和辣椒粉混合来代替冰。

辣椒之所以辣是因为它含有辣椒素。在局部使用辣椒素会暂时阻断疼痛信号的传递，还会增加该区域的血液循环。你可以买到纯天然的辣椒素磨砂膏，也可以自己制作。

我之所以要坚持纯天然的方法是因为皮肤是一个器官，当你按摩肌肉时，皮肤就会将磨砂膏或乳膏中的所有成分吸收到体内。身体受伤时通常处于吸收增强的状态，需要吸收更多的营养来加速愈合。

在你和孩子一起尝试使用椰子油和辣椒粉的混合物之前，先从一个小地方开始。由于每个孩子的敏感性不同，辣椒素可能导致皮肤暂时出现灼热、瘙痒或刺痛的感觉。

制作椰子油和辣椒混合物需要的材料：

- 1/4 杯椰子油。

- 1 茶匙辣椒粉。

- 1/8 杯碎蜂蜡 。

- 5~10 滴薄荷或薰衣草精油（可选）。

制作方法：

- 用一个中号的锅装满水，并将其置于中小火上。

- 将椰子油放入玻璃罐中并盖紧，然后将罐子放入锅中。

- 当椰子油熔化时，加入辣椒粉和蜂蜡搅拌。

- 将混合物从火上移开并冷却（如果你希望混合物有更宜人的气味，可以加入精油）。

- 最后搅拌一下，密封，放在冰箱里保存 1~2 周就可以使用了。

倾听身体并从每种伤痛中学习

疼痛是一种感知，也是一种妥协。任何疼痛都是有原因的。如果你感到某个部位疼痛，将手放在上面就能感觉到。当你认识到这种疼痛时要去感受并适应它（而不要掩盖它），然后观察身体采取了什么措施来消除它。请注意，我所说的疼痛并不是指骨折、扭伤、挫伤或任何明显需要医疗护理的疼痛。我说的是传统的运动后疼痛，这种疼痛通常会以某种形式出现在大多数青少年身上。

因为我没有见到你的孩子，所以我无法以精确、专业的方式评估他的痛苦。这些年来，我见过很多青少年在参加体育运动时遇到的典型疼痛问题，你可以根据下面的标准去衡量他们的疼痛。

疼痛在柔软区域一般意味着安全

如果疼痛在柔软区域，即疼痛区域是一个柔软的中心部位，如肱二头肌的腹部或大腿的中部，那么造成疼痛的原因通常是良性的。

疼痛在坚硬的部位则一定要注意

如果疼痛是在一个坚硬区，如关节或骨头，但只是隐痛，可以先对这种疼痛进行监测。不过，我还是要告诉家长们，不要对孩子的这类疼痛感到惊慌失措（也就是说，不要改变孩子的训练方式或参与运动的频率），只要密切关注就可以了。

尖锐的疼痛（或灼烧性疼痛）是危险的

如果疼痛有尖锐、灼烧感，或使孩子畏缩，这可能比较严重。如果没有任何损伤或扭伤，有必要去看医生吗？我仍然建议你监测疼痛，然后观察孩子的身体反应。

2~3周后，如果疼痛没有减轻或恶化，那么向专业人士咨询是可取的。如果青少年确实有伤病需要医疗救助，也并不一定意味着其运动生涯就要结束。

始终坚持训练

通常情况下，人们很容易误解青少年受伤严重而无法参加运动需要休息的真正含义。

医生会说要在运动中休息，这完全可以，但这并不意味着他们必须在他们所参加的运动中休息。在自己所参加的运动中休息是大多数运动员通常采取的方式，也是他们在受伤后不能恢复到原来水平的原因。即使他们只有一个部位受伤，他们的整个身体——从头到脚都需要休息。

一个青少年因参加运动发生骨折，只要骨头已经固定好了，没有任何疼痛，并且能够移动身体的其他部位，就可以继续运动。也就是说，如果青少年的左臂受伤了，那么就要针对左臂进行治疗。我在治疗的过程中要看孩子受伤部位靠近的第一个关节的移动是否受到影响，例如，如果受伤的是左手腕，那么我会让他活动同一侧的肘部和肩膀。如果受伤的是肘部，那么我会让他活动同一侧的肩膀和手腕（当然，还有身体的其余部位）。

仅由于某人的某部分无法运动而让其整个身体进行休息，这会阻止身体自愈的过程，包括阻止血液流动的改善和影响某些促进伤口愈合的合成代谢激素的释放，如类胰岛素一号生长因子和睾酮。有研究表明，运动员在受伤时继续训练可以减轻心理压力，帮助伤口更快地愈合，防止身体未受伤部位因为不运动而变形。

始终坚持活动受伤的部位

对于任何受伤的区域，只要医生许可，就应该尽早活动该区域，即使活动范围只有一两厘米，也可以使血液流入该区域。保持血液流动可以让营养物质不断涌入以促进伤口愈合，并让废物不断排出体外。活动受伤的部位还会提醒大脑支撑该关节的肌肉运动，使恢复时间从几个月时间缩短到几天。

如何做：如果受伤的部位是肘部、腕部、膝关节、脚踝、手指或脚趾，就逐步伸展和弯曲这些关节，即使它们活动的幅度很小。如果受伤的部位是臀部或肩部，就有规律地转动这些部位。

每天多久活动一次受伤的部位取决于患者自己，一般情况是每4~6小时至少运动5分钟。患者只要在能够忍受的范围内活动受伤部位就能使其功能得到增强，该部位吸收的营养物质就会增多，促使受伤部位能更快地在不同的平面上完成范围更大的动作。

注意事项：运动员在坚持活动受伤的部位时，我建议运动员避免使用药物、胶带或任何其他可能阻止他们感觉轻度到中度疼痛的方法，这样当他们不断地活动受伤部位时，身体就会提示何时做过头了，是否在最佳的活动范围内。这就是通过运动来促进自我恢复的方法。

关注过度训练

汤米·约翰解决方案带来的好处就是身体总是保持持续的恢复状态，因此青少年过度训练的可能性要比开始这项计划之前少一些。过度训练的最常见原因如下。

- 睡眠不足或缺乏适当的休息；
- 营养不良；
- 过多的心理压力或情感压力；
- 活动过多；
- 长时间高强度的训练。

通过正确的饮食、充足的睡眠，以及调整个人习惯和训练计划，青少年可以避免过度训练的问题。虽然青少年在"恢复"部分所做的日常锻炼强度不够高，但久而久之也会导致过度训练。即使身体处于平衡状态，但仍可能有外部因素使青少年的中枢神经系统（大脑和脊髓）和肌肉负担过重。

孩子的成绩逐渐下降或突然下降可能是过度训练的一个迹象，还有其他一些经过实践验证的事实也可以表明训练过度，包括：

- 持续疲劳；
- 对选择的运动缺乏兴趣；
- 烦躁或情绪化（比平常更易怒）；
- 焦虑或抑郁；
- 食欲不振；
- 慢性关节疼痛和（或）肌肉酸痛；
- 发生损伤的次数增加；
- 感染、感冒或疼痛增加（免疫系统的功能减弱所致）；
- 抑郁或焦虑感增加；
- 睡眠困难或烦躁不安。

如果你怀疑孩子可能存在训练过度的问题，而你又确定孩子做的每件事都遵守本书所讲的原则，那么仔细看看是否存在下面这些外在的原因：

• 孩子的练习是否平衡？ 在训练计划中加入身体恢复日，以便孩子在高强度的训练之后有足够的时间进行身体恢复。

• 孩子的比赛间隔够长吗？ 如果可能的话，最好避免在同一天进行多场比赛或训练。如果某些时候不可能避免，那么确保第二天是休息日。

• 孩子是否被其他事情困扰？ 观察你的孩子在情感上和身体上的状态是否有一些造成新压力的事情（如即将进行的测试、与朋友相处的情况、青春期问题等），这可能会对孩子产生负面影响。

通过了解孩子的身体来读懂他们的思想

无论是因为自尊还是因为青春期，青少年并不总是坦率地表示他们的压力很大。以下有几种方法可以让家长立即判断孩子是否正在遭受过度训练的困扰。

检查孩子的脖子： 在青少年进行任何训练之前，我都会本能地观察他们的肩膀是否离耳朵太近。或者我摸他们的脖子，看看这些肌肉是放松还是像绳子一样硬。许多运动员在训练过度时倾向于采取这种防御姿势，就好像他们的身体试图保护自己一样。

观察他们的呼吸： 我使用的另外一个有用的方法是让青少年做深呼吸。我不给他们时间思考，也不告诉他们怎么做，只是简单地说："嘿，在我们开始之前先做深呼吸。"

大多数时候，很多青少年倾向于用嘴呼吸，抬高肩膀，因为他们受交感神经支配。但如果你的孩子遵循汤米·约翰解决方案，这种反应应该已经有所改变了，现在应该本能地通过鼻子呼吸。如果你看到他们恢复到以前用嘴呼吸的习惯，可能有过度训练的迹象。

使用双手帮助： 身体疲劳和神经疲劳之间存在很大差异。身体疲劳的感觉是精疲力竭，肌肉酸痛。

神经疲劳完全是另外一回事。即使青少年感觉自己已经为训练做好了充分准备，但如果大脑无法正常运转，不仅会影响他们的运动表现，而且使受伤的风险增加。中枢神经系统告诉肌肉纤维收缩以及其他的职责。通过该网络，大脑可以更有效地与身体进行交流。当中枢神经系统疲惫不堪时，神经细胞传递信号就会变得迟钝，而这些信号能让大脑告诉身体在各种情况下做出反应。负责肌肉纤维收缩的神经网络疲劳会让人产生虚弱的感觉。

青少年神经疲劳可以用几种不同的方法来测量。可以试试下面两种。

使用测力计：测力计可测量握力。让孩子用力握住它，每天（大约在同一时间）测试，持续1~2周。这将得到其握力的基础数据。如果他们的握力低于平均水平的20%或更多，他们很有可能出现了神经疲劳，应该休息1天左右。

敲击技术：如果你不想花钱买测力计，另一种测试神经疲劳的方法则不会产生任何费用，即惯用右手的人把左手放在大腿上，然后用右手手指的指腹去触摸左手手背（惯用左手的人只需换一下手的位置即可）用最快的速度轻触手背10秒，并计算敲击次数。

不要试图通过观察来计数，因为手指敲击的速度太快，你无法用肉眼看到他们的手指移动，可以用手机的录音边听边计数，这样就可以轻松地获得准确的数据。

记录早上、下午和晚上的敲击次数，共3次，你会看到这3次数据的波动。顺便说一下，数据波动很正常，因为人体在一天中的不同时间处于不同的状态。让他们连续5~7天每天都做这个测试，然后取一天中每个时间的平均值作为基础数据。

当他们看起来"不正常"的时候，或者你只是想在练习或比赛之前检查一下他们的中枢神经系统，就可以让他们重新测试。通常情况下，如果一个青少年敲击次数比其平均水平低20%或更多，则表明他出现了神经疲劳。

如果你的孩子在训练日发生神经疲劳，那就让他休息1天，或者安排他们主要练习动作而不是技能。顺便说一下，如果这一天他们只是和爸爸打球，打一场临时比赛，或者做任何与体育相关的休闲活动，那么掌握神经疲劳的数据就不重要了。

如果你的孩子在比赛当天出现了神经疲劳，他可能不想坐在场外当观众，这没有问题。但他们一旦上场，他们的运动表现就会降低。

汤米·约翰解决方案恢复简化信息

1. 避免

- 服用非甾体抗炎药。

- 冰敷每个受伤的部位（在受伤发生的15分钟内冰敷受伤区域可以减轻疼痛）。

- 静态拉伸。

- 训练后长跑。

- 睡眠不足。

2. 购买天然消炎药

- 鳕鱼肝油（经医生批准后，每天1茶匙）。

- 姜黄（经医生批准后，每天1汤匙，或2~4粒400毫克胶囊）。

- 维生素C（8~13岁的青少年每天1000~2000毫克；13岁以上的青少年每天3000~5000毫克）；生病或受伤时，8~13岁的青少年每天4000~6000毫克；13岁及以上的青少年每天8000~10000毫克）。

3. 用动态动作来热身，可以使用下面的任何一种热身方式

- 汤米·约翰万能热身。

- 汤米·约翰高级热身。

4. 比赛或训练后把双腿抬高

5. 倾听自己的身体并从每种疼痛中学习

- 疼痛在柔软区域一般意味着安全。

- 疼痛在坚硬部位一定要注意。

- 尖锐的疼痛（或灼烧性疼痛）是危险的。

6. 受伤时也要坚持训练

7. 受伤时坚持活动受伤的部位

8. 关注过度训练。如果你的孩子遇到以下两种情况时请休息 1 天

- 持续疲劳。

- 对选择的运动缺乏兴趣。

- 烦躁或情绪化（比平常更易怒）。

- 焦虑或抑郁。

- 食欲不振。

- 慢性关节疼痛和（或）肌肉酸痛。

- 发生损伤的次数增加。

- 感染、感冒或疼痛增加（免疫系统的功能减弱所致）。

- 抑郁或焦虑感增加。

- 睡眠困难或烦躁不安。

参考文献

第一章

1.http://www.statisticbrain.com/youth-sports-statistics/.

2.Geneviève Piché, Caroline Fitzpatrick, and Linda S. Pagani,"Associations Between Extracurricular Activity and Self-Regulation: A Longitudinal Study from 5 to 10 Years of Age,"*American Journal of Health Promotion* (2015).

3.Anna M. Adachi-Mejia, Jennifer J. Gibson Chambers, Zhigang Li, and James D. Sargent, "The Relative Roles of Types of Extracurricular Activity on Smoking and Drinking Initiation Among Tweens," *Academic Pediatrics* 14, no. 3 (2014): 271, doi: 10.1016/j.acap.2014.02.002.

4.Piché, Fitzpatrick, and Pagani, "Associations Between Extracurricular Activity and Self-Regulation."

5.K. M. Kniffin, B. Wansink, and M. Shimizu, "Sports at Work: Anticipated and Persistent Correlates of Participation in High School Athletics," *Journal of Leadership & Organizational Studies* (2014), doi: 10.1177/1548051814538099.

6.Geoffrey A. Power, Fábio C. Minozzo, Sally Spendiff, Marie-Eve Filion, Yana Konokhova, Maddy F. Purves-Smith, Charlotte Pion, Mylène Aubertin-Leheudre, José A. Morais, Walter Herzog, Russell T. Hepple, Tanja Taivassalo, and Dilson E. Rassier, "Reduction in Single Muscle Fiber Rate of Force Development with Aging Is Not Attenuated in World Class Older Masters Athletes," *American Journal of Physiology— Cell Physiology* 310, no. 4 (2016).

7.https://www.safekids.org/sites/default/files/documents/skw_sports_fact_sheet_feb_2015.pdf.

8.http://www.nationwidechildrens.org/kids-sports-injuries-numbers-are-impressive.

9.B. J. Erickson, B. U. Nwachukwu, S. Rosas, W. W. Schairer, F. M. McCormick,B. R. Bach Jr., C. A. Bush-Joseph, and A. A. Romeo, "Trends in Medial Ulnar Collateral Ligament Reconstruction in the United States: A Retrospective Review of a Large Private-Payer Database from 2007 to 2011," *American Journal of Sports Medicine* 43, no. 7 (July 2015): 1770-1774, doi: 10.1177/0363546515580304.

10.N. A. Smith, T. Chounthirath, and H. Xiang, "Soccer-Related Injuries Treated in Emergency Departments: 1990-2014," *Pediatrics* 138, no. 4 (October 2016).

11.N. A. Beck, J. T. Lawrence, J. D. Nordin, T. A. DeFor, and M. Tompkins, "ACL Tears in School-Aged Children and Adolescents Over 20 Years," *Pediatrics* 139,no.3 (March 2017),pii:e20161877,doi: 10.1542/peds.2016-1877.

第二章

1.http://www.aspenprojectplay.org/sites/default/files/StateofPlay_2016_FINAL. pdf.

2.J. J. Lang, M. S. Tremblay, L. Léger, T. Olds, and G. R. Tomkinson, "International Variability in 20 m Shuttle Run Performance in Children and Youth: Who Are the Fittest from a 50-Country Comparison? A Systematic Literature Review with Pooling of Aggregate Results," *British Journal of Sports Medicine* (September 20, 2016), pii: bjsports-2016-096224.

第四章

1.Michael Garrison, Richard Westrick, Michael R. Johnson, and Jonathan Benenson, "Association Between the Functional Movement Screen and Injury Development in College Athletes," *International Journal of Sports Physical Therapy* 10, no. 1 (February 2015): 21-28.

第五章

1.Loyola University Health System, "Intense, Specialized Training in Young Ath- letes Linked to Serious Overuse Injuries," ScienceDaily, April 19, 2013.

2.D. R. Bell, E. G. Post, S. M. Trigsted, S. Hetzel, T. A. McGuine, and M. A. Brooks, "Prevalence of Sport Specialization in High School Athletics: A 1-Year Observational Study," *American Journal of Sports Medicine* 44, no. 6 (June 2016): 1469-74.

3.Jacqueline Pasulka, Neeru Jayanthi, Ashley McCann, Lara R. Dugas, and Cynthia LaBella, "Specialization Patterns Across Various Youth Sports and Relationship to Injury Risk," *Physician and Sportsmedicine* 45, no. 3 (June 2017): 344-352.

4.Neeru Jayanthi, Courtny Pinkham, Lara Dugas, Brittany Patrick, and Cynthia LaBella, "Sports Specialization in Young Athletes—Evidence-Based Recommendations," *Sports Health* 5, no. 3 (May 2013): 251-257.

5.American Academy of Orthopaedic Surgeons, "Nearly Half of Today's High School Athletes Specialize in One Sport: Only 22 Percent of Professional Athletes Want Their Own Children to Focus on a Single Sport," ScienceDaily, March 14, 2017.

6.American Medical Society for Sports Medicine, "Effectiveness of Early Sport Specialization Limited in Most Sports, Sport Diversification May Be Better Approach at Young Ages," ScienceDaily, April 23, 2013.

7.Ibid.

8.American Orthopaedic Society for Sports Medicine, "Fatigue Contributing Factor in Kid's Pitching Injuries," ScienceDaily, March 5, 2016.

9.Loyola University Health System, "Young Athletes from Higher Income Families More Likely to Suffer Serious Overuse Injuries," ScienceDaily, April 11, 2014.

10.http://www.ncaa.org/about/resources/research/estimated-probability-competing-college-athletics.

11.http://www.ncaa.org/about/resources/research/estimated-probability-competing-professional-athletics.

12.Daniel J. Madigan, Joachim Stoeber, and Louis Passfield, "Perfectionism and Attitudes Towards Doping in Junior Athletes," *Journal of Sports Sciences* 34, no. 8 (2015): 700.

13.University of Haifa, "75 Percent of Athletes' Parents Let Their Child Skip Ex- ams for a Game," ScienceDaily, August 26, 2008.

第六章

1.https://www.commonsensemedia.org/sites/default/files/uploads/pdfs/census_factsheet_mediauseprofiles.pdf.

2.Neeru Jayanthi, Courtney Pinkham, Lara Dugas, Brittany Patrick, and Cynthia LaBella, "Sports Specialization in Young Athletes—Evidence-Based Recommendations," *Sports Health* 5, no. 4 (May 2013): 251-257.

第七章

1.www.fitness.gov/resource-center/facts-and-statistics/#footnote-2.

2.Desiree Leek, Jordan A. Carlson, Kelli L. Cain, Sara Henrichon, Dori Rosenberg, Kevin Patrick, and James F. Sallis, "Physical Activity During Youth Sports Practices," *Archives of Pediatric and Adolescent Medicine* 165, no. 4 (2011): 294-299.

3.J. Reedy and S. M. Krebs-Smith, "Dietary Sources of Energy, Solid Fats, and Added Sugars Among Children and Adolescents in the United States," *Journal of the American Dietetic Association* 110, no. 10 (October 2010): 1477-1484.

4.L. Setaro, P. R. Santos-Silva, E. Y. Nakano, C. H. Sales, N. Nunes, J. M. Greve, and C. Colli, "Magnesium Status and the Physical Performance of Volleyball Players: Effects of Magnesium Supplementation," *Journal of Sports Science* 32, no. 5 (2014): 438-445.

5.https://www.cdc.gov/salt/pdfs/children_sodium.pdf.

6.Erica M. Schulte, Nicole M. Avena, and Ashley N. Gearhardt, "Which Foods May Be Addictive? The Roles of Processing, Fat Content, and Glycemic Load," *PLoS One* 10, no. 2 (February 18, 2015).

7.K. Northstone, C. Joinson, P. Emmett, A. Ness, and T. Paus, "Are Dietary Patterns in Childhood Associated with IQ at 8 Years of Age? A Population-Based Cohort Study," *Journal of Epidemiology & Community Health* 66, no. 7 (July 2012): 624-628.

8.Renee Dufault, Walter J. Lukiw, Raquel Crider, Roseanne Schnoll, David Wall- inga, and Richard Deth, "A Macroepigenetic Approach to Identify Factors Respon- sible for the Autism Epidemic in the United States," *Clinical Epigenetics* 4, no. 1 (April 2012): 6.

9.L. Eugene Arnold, Nicholas Lofthouse, and Elizabeth Hurt, "Artificial Food Colors and Attention-Deficit/Hyperactivity Symptoms: Conclusions to Dye For," *Neurotherapeutics* 9, no. 3 (July 2012): 599-609.

10.D. McCann, A. Barrett, A. Cooper, D. Crumpler, L. Dalen, K. Grimshaw, E.

Kitchin, K. Lok, L. Porteous, E. Prince, E. Sonuga-Barke, J. O. Warner, and J. Stevenson, "Food Additives and Hyperactive Behaviour in 3-Year-Old and 8/9-Year-Old Children in the Community: A Randomised, Double-Blinded, Placebo-Controlled Trial," *Lancet* 370, no. 9598 (November 3, 2007): 1542.

11.www.hsph.harvard.edu/news/press-releases/study-finds-inadequate-hydration-among-u-s-children/.

12.Barry M. Popkin, Kristen E. D'Anci, and Irwin H. Rosenberg, "Water, Hydra- tion and Health," *Nutrition Reviews* 68, no. 8 (August 2010): 439-458.

13.Mitchell H. Rosner, "Preventing Deaths Due to Exercise-Associated Hyponatremia," *Clinical Journal of Sport Medicine* 25, no. 4 (2015): 301.

14.D. Leek, J. A. Carlson, K. L. Cain, S. Henrichon, D. Rosenberg, K, Patrick, and J. F. Sallis, "Physical Activity During Youth Sports Practices," *Archives of Pediatric and Adolescent Medicine* 164, no. 4 (April 2011): 294-299.

15.Ian Needleman, Paul Ashley, Lyndon Meehan, Aviva Petrie, Richard Weiler, Steve McNally, Chris Ayer, Rob Hanna, Ian Hunt, Steven Kell, Paul Ridgewell, and Russell Taylor, "Poor Oral Health Including Active Caries in 187 UK Professional Male Football Players: Clinical Dental Examination Performed by Dentists," *British Journal of Sports Medicine* 50, no. 1 (2016): 41.

16.A. E. Field, K. R. Sonneville, J. Falbe, A. Flint, J. Haines, B. Rosner, and C. A. Camargo, "Association of Sports Drinks with Weight Gain Among Adolescents and Young Adults," *Obesity* 22 (2014): 2238-2243.

17.Academy of General Dentistry, "Sports and Energy Drinks Responsible for Irreversible Damage to Teeth," ScienceDaily, May 1, 2012.

18.Leslie A. Ehlen, Teresa A. Marshall, Fang Qian, James S. Wefel, and John J. Warren, "Acidic Beverages Increase the Risk of In Vitro Tooth Erosion," *Nutritional Research* 28, no. 5 (2008): 299-303.

19.Fernando E. Garcia-Arroyo, Magdalena Cristóbal, Abraham Said Arellano-Buendía, Horacio Osorio, Edilia Tapia, Virgilia Soto, Magdalena Madero, Miguel A. Lanaspa, Carlos A. Roncal-Jimenez, Lise Bankir, Richard J. Johnson, and Laura-Gabriela Sanchez-Lozada, "Rehydration with Soft Drink-like Beverages Exacerbates Dehydration and Worsens Dehydration-Associated Renal Injury," *American Journal of Physiology—Regulatory, Integrative and Comparative Physiology* (2016): ajpregu.00354.2015, doi: 10.1152/ajpregu.00354.2015.

20.www.mayoclinic.org/healthy-lifestyle/nutrition-and-healthy-eating/expert-answers/juicing/faq-20058020.

21.https://health.gov/dietaryguidelines/2015/guidelines/appendix-7/.

22.Sibylle Kranz, Mary Brauchla, Joanne L. Slavin, and Kevin B. Miller, "What Do We Know About Dietary Fiber Intake in Children and Health? The Effects of Fiber Intake on Constipation, Obesity, and Diabetes in Children," *Advances in Nutrition* 3 (January 2012): 47-53.

23.M. D. DeBoer, H. E. Agard, and R. J. Scharf, "Milk Intake, Height and Body Mass Index in Preschool Children," *Archives of Disease in Childhood* 100 (2015): 460-465.

24.D. Feskanich, H. A. Bischoff-Ferrari, A. L. Frazier, and W. C. Willett, "Milk Consumption During Teenage Years and Risk of Hip Fractures in Older Adults," *JAMA Pediatrics* 168, no. 1 (January 2014): 54-60.

第八章

1.C. Y. Chang, D. S. Ke, and J. Y. Chen, "Essential Fatty Acids and Human Brain,"*Acta Neurologica Taiwan* 18, no. 4 (December 2009): 231-241.

2.F. Gomez-Pinilla and A. G. Gomez, "The Influence of Dietary Factors in Cen- tral Nervous System Plasticity and Injury Recovery," *PM & R: The Journal of Injury, Function, and Rehabilitation* 3, no. 601 (2011): S111-S116, doi:10.1016/j.pmrj.2011.03.001.

3.T. R. Dhiman, G. R. Anand, L. D. Satter, and M. W. Pariza, "Conjugated Linoleic Acid Content of Milk from Cows Fed Different Diets," *Journal of Dairy Science* 82, no. 10 (October 1999): 2146-2156.

4.J. F. Guzmán, H. Esteve, C. Pablos, A. Pablos, C. Blasco, and J. A. Villegas, "DHA- Rich Fish Oil Improves Complex Reaction Time in Female Elite Soccer Players," *Journal of Sports Science and Medicine* 10, no. 2 (June 1, 2011): 301-305.

5.T. D. Mickleborough, "Omega-3 Polyunsaturated Fatty Acids in Physical Performance Optimization," *International Journal of Sport Nutrition and Exercise*

Metabo- lism 23, no. 1 (February 2013): 83-96.

6.B. Tartibian, B. H. Maleki, and A. Abbasi, "The Effects of Ingestion of Omega-3 Fatty Acids on Perceived Pain and External Symptoms of Delayed Onset Muscle Soreness in Untrained Men," *Clinical Journal of Sport Medicine* 19, no. 2 (March 2009): 115-119.

7.G. I. Smith, P. Atherton, D. N. Reeds, B. S. Mohammed, D. Rankin, M. J. Ren- nie, and B. Mittendorfer, "Omega-3 Polyunsaturated Fatty Acids Augment the Mus- cle Protein Anabolic Response to Hyperinsulinaemia-Hyperaminoacidaemia in Healthy Young and Middle-aged Men and Women," *Clinical Science* (London) 121, no. 6 (September 2011): 267-278.

8.R. H. Eckel, A. S. Hanson, A. Y. Chen, J. N. Berman, T. J. Yost, and E. P. Brass, "Dietary Substitution of Medium-Chain Triglycerides Improves Insulin-Mediated Glucose Metabolism in NIDDM Subjects," *Diabetes* 41, no. 5 (May 1992): 641-647.

9.V. Van Wymelbeke, A. Himaya, J, Louis-Sylvestre, and M. Fantino, "Influence of Medium-Chain and Long-Chain Triacylglycerols on the Control of Food Intake in Men," *American Journal of Clinical Nutrition* 68, no. 2 (August 1998): 226-234.

10.T. C. Wallace and V. L. Fulgoni III, "Assessment of Total Choline Intakes in the United States," *Journal of the American College of Nutrition* 35, no. 2 (2016): 108-112.

11.D. Aune, N. Keum, E. Giovannucci, L. T. Fadnes, P. Boffetta, D. C. Green-wood, S. Tonstad, L. T. Vatten, E. Riboli, and T. Norat, "Nut Consumption and Risk of Cardiovascular Disease, Total Cancer, All-Cause and Cause-Specific Mortality: A Systematic Review and Dose-Response Meta-analysis of Prospective Studies," *BMC Medicine* 14, no. 1 (December 5, 2016): 207.

12.J. Tabeshpour, B. M. Razavi, and H. Hosseinzadeh, "Effects of Avocado (*Persea americana*) on Metabolic Syndrome: A Comprehensive Systematic Review," *Phytother- apy Research* (2017), doi: 10.1002/ptr.5805.

13.Dominika Średnicka-Tober, Marcin Barański, Chris Seal, Roy Sanderson, Charles Benbrook, Håvard Steinshamn, Joanna Gromadzka-Ostrowska, Ewa Rem-białkowska, Krystyna Skwarło-Sońta, Mick Eyre, Giulio Cozzi, Mette Krogh

Larsen,Teresa Jordon, Urs Niggli, Tomasz Sakowski, Philip C. Calder, Graham C. Burdge, Smaragda Sotiraki, Alexandros Stefanakis, Halil Yolcu, Sokratis Stergiadis, Eleni Chatzidimitriou, Gillian Butler, Gavin Stewart, and Carlo Leifert, "Composition Dif- ferences Between Organic and Conventional Meat: A Systematic Literature Review and Meta-analysis," *British Journal of Nutrition* 115 (2016): 994-1011.

14.Stefan De Smet, Ruud Van Thienen, Louise Deldicque, Ruth James, Craig Sale, David J. Bishop, and Peter Hespel, "Nitrate Intake Promotes Shift in Muscle Fiber Type Composition During Sprint Interval Trainńńing in Hypoxia," *Frontiers in Physiology* 7 (2016).

15.Andrew R. Coggan, Joshua L. Leibowitz, Catherine Anderson Spearie, Ana Kadkhodayan, Deepak P. Thomas, Sujata Ramamurthy, Kiran Mahmood, Soo Park, Suzanne Waller, Marsha Farmer, and Linda R. Peterson, "Acute Dietary Nitrate In- take Improves Muscle Contractile Function in Patients with Heart Failure—Clinical Perspective," *Circulation: Heart Failure* 8, no. 5 (2015): 914.

16.Luis Condezo-Hoyos, Indira P. Mohanty, and Giuliana D. Noratto, "Assessing Non-digestible Compounds in Apple Cultivars and Their Potential as Modulators of Obese Faecal Microbiota in Vitro," *Food Chemistry* 161 (2014): 208.

17.University of Illinois, Urbana-Champaign, "Dark Honey Has More Illness-Fighting Agents Than Light Honey," ScienceDaily, www.sciencedaily.com/ releases/1998/07/980708085352.htm, accessed April 15, 2017.

第九章

1.https://www.wsj.com/articles/why-children-need-chores-1426262655.

第十章

1.Pedro A. Latorre-Román, Felipe García-Pinillos, Víctor M. Soto-Hermoso, and Marcos Muñoz-Jiménez, "Effects of 12 Weeks of Barefoot Running on Foot Strike Patterns, Inversion-Eversion and Foot Rotation in Long-Distance Runners," *Journal of Sport and Health Science* (October 2016).

第十一章

1.A. Nagano, M. Arioka, F. Takahashi-Yanaga, E. Matsuzaki, and T. Sasaguri, "Celecoxib Inhibits Osteoblast Maturation by Suppressing the Expression of Wnt Target Genes," *Journal of Pharmacological Sciences* 133, no. 1 (January 2017): 18-24.

2.M. R. Chen and J. L. Dragoo, "The Effect of Nonsteroidal Anti-inflammatory Drugs on Tissue Healing," *Knee Surgery, Sports Traumatology, Arthroscopy* 21, no. 3 (March 2013): 540-549.

3.B. A. Foulke, A. R. Kendal, D. W. Murray, and H. Pandit, "Fracture Healing in the Elderly: A Review," *Maturitas* 92 (October 2016): 49-55, doi: 10.1016/j.maturitas.2016.07.014, Epub July 21, 2016.

4.K. Dideriksen, "Muscle and Tendon Connective Tissue Adaptation to Unloading, Exercise and NSAID," *Connective Tissue Research* 55, no. 2 (April 2014): 61-70.

5.M. A. Rogers and T. M. Aronoff, "The Influence of Non-steroidal Anti-inflammatory Drugs on the Gut Microbiome," *Clinical Microbiology and Infection* 22, no. 2 (February 2016): 178.e1-9.

6.Xue Liang, Kyle Bittinger, Xuanwen Li, Darrell R. Abernethy, Frederic D. Bushman, and Garret A. FitzGerald, "Bidirectional Interactions Between Indomethacin and the Murine Intestinal Microbiota," *eLife* 4 (2015).

7.S. Khoshnevis, N. K. Craik, and K. R. Diller, "Cold-Induced Vasoconstriction May Persist Long After Cooling Ends: An Evaluation of Multiple Cryotherapy Units," *Knee Surgery, Sports Traumatolology, Arthroscopy* 23, no. 9 (September 2015): 2475-2483.

8.L. Hart, "Effect of Stretching on Sport Injury Risk: A Review," *Clinical Journal of Sport Medicine* 15, no. 2 (March 2005): 113.

9.L. Simic, N. Sarabon, G. Markovic, "Does Pre-exercise Static Stretching Inhibit Maximal Muscular Performance? A Meta-analytical Review," *Scandinavian Journal of Medicine and Science in Sports* 23, no. 2 (March 2013): 131-148.

10.J. C. Gergley, "Acute Effect of Passive Static Stretching on Lower-Body Strength in Moderately Trained Men," *Journal of Strength & Conditioning Research*

27, no. 4 (April 2013): 973-977.

11.Monoem Haddad, Amir Dridi, Moktar Chtara, Anis Chaouachi, Del Wong, David Behm, and Karim Chamari, "Static Stretching Can Impair Explosive Performance for at Least 24 Hours," *Journal of Strength & Conditioning Research* 28, no. 1 (January 2014): 140-146.

12.K. J. MacKelvie, J. E. Taunton, H. A. McKay, and K. M. Khan, "Bone Mineral Density and Serum Testosterone in Chronically Trained, High Mileage 40-55 Year Old Male Runners," *British Journal of Sports Medicine* 34, no. 4 (August 2000): 273-278.

13.Luciana Besedovsky, Stoyan Dimitrov, Jan Born, and Tanja Lange, "Nocturnal Sleep Uniformly Reduces Numbers of Different T-cell Subsets in the Blood of Healthy Men," *American Journal of Physiology—Regulatory, Integrative and Comparative Physiology* 311, no. 4 (2016): R637.

14.S. Mazza, E. Gerbier, M. P. Gustin, Z. Kasikci, O. Koenig, T. C. Toppino, and M. Magnin, "Relearn Faster and Retain Longer," *Psychological Science* 27, no. 10 (October 2016): 1321-1330.

15.Graham H. Diering, Raja S. Nirujogi, Richard H. Roth, Paul F. Worley, Akhilesh Pandey, Richard L. Huganir, "Homer1a Drives Homeostatic Scaling-Down of Excitatory Synapses During Sleep," *Science* 355, no. 6324 (February 2, 2017): 511-515.

16.Aric A. Prather, Cindy W. Leung, Nancy E. Adler, Lorrene Ritchie, Barbara Laraia, and Elissa S. Epel, "Short and Sweet: Associations Between Self-Reported Sleep Duration and Sugar-Sweetened Beverage Consumption Among Adults in the United States," *Sleep Health* (December 2016): 272-276.

17.H. K. al Khatib, S. V. Harding, J. Darzi, and G. K. Pot, "The Effects of Partial Sleep Deprivation on Energy Balance: A Systematic Review and Meta-analysis," *Euro- pean Journal of Clinical Nutrition* (May 2016): 614-624.

18.Radiological Society of North America, "Short-term sleep Deprivation Affects Heart Function," ScienceDaily, December 2, 2016.

19.S. A. Gharib et al., "Transcriptional Signatures of Sleep Duration Discordance in Monozygotic Twins," *Sleep* 40, no. 1 (January 2017).

20.The Endocrine Society, "Prolonged Sleep Disturbance Can Lead to Lower Bone Formation," ScienceDaily, April 2, 2017.

第十二章

1.J. Barry, M. Fritz, J. R. Brender, P. E. Smith, D. K. Lee, and A. Ramamoorthy, "Determining the Effects of Lipophilic Drugs on Membrane Structure by Solid-State NMR Spectroscopy: The Case of the Antioxidant Curcumin," *Journal of the American Chemical Society* 131, no. 12 (April 1, 2009): 4490-4498.

2.Harri Hemilä, "Vitamin C and Infections," *Nutrients* 9, no. 4 (2017): 339.

3.J. D. Schoenfeld, Z. A. Sibenaller, K. A. Mapuskar, B. A. Wagner, K. L. Cramer- Morales, M. Furqan, S. Sandhu, T. L. Carlisle, M. C. Smith, T. Abu Hejleh, D. J. Berg, J. Zhang, J. Keech, K. R. Parekh, S. Bhatia, V. Monga, K. L. Bodeker, L. Ahmann, S. Vollstedt, H. Brown, E. P. Shanahan Kauffman, M. E. Schall, R. J. Hohl,G. H. Clamon, J. D. Greenlee, M. A. Howard, M. K. Shultz, B. J. Smith, D. P. Riley,F. E. Domann, J. J. Cullen, G. R. Buettner, J. M. Buatti, D. R. Spitz, and B. G. Allen, "O_2-and H_2O_2-Mediated Disruption of Fe Metabolism Causes the Differential Sus- ceptibility of NSCLC and GBM Cancer Cells to Pharmacological Ascorbate," *Cancer Cell* 31, no. 4 (April 10, 2017): 487-500.e8.

4.J.-P. Gouin and J. K. Kiecolt-Glaser, "The Impact of Psychological Stress on Wound Healing: Methods and Mechanisms," *Immunology and Allergy Clinics of North America* 31, no. 1 (2011): 81-93, doi:10.1016/j.iac.2010.09.010.

后　记

　　这些年来，我和很多家庭合作过，但总有说再见的时刻。当青少年想成为对社会有用的人，他们的家长和教练使用汤米·约翰解决方案支持他们，并帮助他们安全地向前冲时，他们就不需要经常见到我了。这些家庭所需要做的就是坚持下去。

　　但老实说，那一刻对我来说总是喜忧参半。

　　忧的是我不能享受与这些青少年定期合作的乐趣，喜的是我不必再担心他们会受到健康、发育和饮食问题的负面影响。当我在训练之外遇到他们时，我听到的是他们在运动和学术上的成就，而不是他们的伤痛。我感觉很好，因为我知道他们现在做的每件事都是正确的，我不用再注意他们做错的事情。

　　所有家庭持续付出努力时，家中的孩子不仅能成为更优秀的运动员，而且能改变青少年体育的现状。这让我有一种令人难以置信的满足感，但当一位需要我帮助的青少年走进我的办公室时，这种感觉就会立刻消失。就在那时，我意识到形势的严重性，战斗还远未结束。但现在我有了新盟友，就是读本书的你，你现在已经成为解决方案的一部分。

　　有了这本书，你就能获得阻止孩子退化的全部一手资料。你有了保护你的孩子不受伤害的办法，这些办法可以帮助他们发展成为杰出的运动员。

　　我将和你们分享我对与我合作过的每名家长和青少年说的

话。他们在运用我的技术、技巧之后会都取得了很大的进步。正如我提醒他们的那样，遵循本书中的方法和技巧并不总是那么容易，尤其是当你受到一些挑战的时候。另外，你也有可能在不同时期迷失方向，并发现自己忘记了一开始选择这种方式的初心。所以，当你有迟疑的时候，或者觉得你可能需要有人告诉你为什么要坚持到底的时候，我希望你们（你和你的孩子）经常回顾下面的内容继续前进。

1. 保持强壮

你在实施汤米·约翰解决方案的过程中可能会遇到一些反对者，他们可能会否定本书中的一些内容。当这种情况发生时，你要分辨这些评论从何而来。

· 他们是否是拿你的孩子和他们的孩子进行比较，并以一种竞争的眼神看待你的孩子？

· 他们是否有正规的学术背景，是否知道人体运行的原理？还是只是一个相信自己的方法是最有效的人？

· 是否有人会因为你的建议与他们所教的内容不一致而受到威胁或挑战？

我要求你考虑一下质疑的根源，寻找他们怀疑的可能原因，然后让他们提供数据来反驳你。在整本书中，我用了大量的事实解释为什么这个解决方案是有效的。

2. 保持消息灵通

你的孩子正在消除曾经阻碍他们发挥无限潜力的障碍，或者正在遭受与青少年运动相关的不必要的伤害，但我希望你们关注青少年体育界的最新消息，关注诸如"汤米·约翰手术""前交叉副韧带撕裂""体育专业化""运动损伤"以及其他青少年体育界蔓延的流行病的消息。

你在坚持汤米·约翰解决方案的时候，很容易忽视最新的消息，所以请留意最新的信息。当你看到你的孩子进步时，请把这本书分享给其他人，让你成为解决青少年体育问题的一员。

3. 保持平衡

尽管汤米·约翰解决方案是一个有着 4 个步骤的计划，但整体远远大于各部分的总和。这 4 个步骤中的每个步骤都在其他 3 个步骤的基础上发展和改进。例如，如果你一字不差地坚持"补充"部分，这将大大提高你的孩子在"重构"部分的表现，使他们在"恢复"部分能快速恢复身体，还可以让他们更专注于遵循"反思"部分的规则。也就是说，如果你只做一半，你不会得到一半的效果，你只能得到不到一半的效果。

正如我在前面所说的，汤米·约翰解决方案是一种要么全有要么全无的努力。如果你什么都不做，你的孩子则会面临一些不必要的伤害。

4. 保持开放的态度

尽管你最初买这本书是为了帮助你的孩子，但请记住，书中几乎所有的内容都可以对你的生活产生同样的影响。归根结底，这本书是关于恢复所有人类曾经拥有的能力的指导手册，应用对象不仅仅是你的孩子，也包括你。

尽管这本书是我用在青少年身上的经验集合，但是汤米·约翰解决方案是我用在所有人身上的方法，也是我为各个年龄段的人量身定制的运动处方，帮助他们维持自己的运动能力，即使他们从来没有持续参加过一项运动。这是一个人类运动表现的项目，我以此为生，并将继续为之奋斗，因为这是一个所有人可以终生使用的解决方案。

当你看着你的孩子变得更优秀的时候，你也提醒自己去做同样的事情。我确信汤米·约翰解决方案会让你成为最好的自己，也会让你的孩子更快乐、更健康。

致　谢

当我将我毕生心血都付诸在纸上时，我想感谢那些曾经帮助过我的人。

当涉及人体的康复、表现和功能时，没有一个人能独揽功劳。这是一项内在的工作，它源于我们所有人拥有的潜能和力量，而这些潜能和力量包含在我们数以万亿计的细胞中，这些细胞使不可能成为可能，每天都在创造奇迹。

感谢我的家人，尤其是我的父母，感谢你们为我提供一个安全的环境和机会让我从小在我想参加的运动中发掘自己的运动潜力；感谢你们让我总是有一个装满食物的冰箱来滋养我正在发育的身体、有一张温暖的床让我休息和恢复；感谢你们不断地支持我，从我六年级打出的第一次本垒打的那天到我作为高一新生在面对大学水平的球队时16次被三振出局的时刻。感谢你们赋予了我生命，我爱你们，爸爸妈妈。

感谢我的兄弟特拉维斯（Travis）多年来无私而不知疲倦地接受我的挑战，如允许我在威浮球比赛中对他毫不留情面。兄弟，感谢你多年来与我在一起。

"谢谢"两个字不足以表达我对我的姐姐塔玛拉（Tamara）以及她的家人帕特里克（Patric）和泰勒为我所做的一切的感激之情。你们多年来对我的爱和支持，我无法用言语来衡量。我

283

由衷地感谢你们。

我要感谢弗拉德迈尔·克古兹（Vladimir Curguz），他是伊利诺伊州布拉夫湖弗拉德（Bluff, Illinions Lake）健身房的老板，是我的同事，也是我10多年来的好朋友之一，是他让我决心将教育扩展到培训、营养和康复领域。他拥有的人体知识总是令我惊讶，他让我比一个典型的美国人（出汗，碳水化合物、脂肪和糖分摄入量大）表现得更好。我从未见过有人对人类运动表现艺术有如此大的热情。他渊博的知识和制订锻炼计划的经验是我与他合作开发"再进化方案"的原因，该方案是汤米·约翰解决方案的一部分。我对他的引导和指导表示非常感谢。他无私地为所有年龄、性别和运动水平的运动员提供了最全面的长期运动发展计划，这对每个参加比赛的运动员的身体和精神都有帮助。

约翰·麦克纳尔蒂（John McNulty）是位于伊利诺伊州唐纳斯格罗夫（Lake Forest, Downers Grove, Illinions）的神经力量实验室的所有者。在我决定从职业棒球生涯中退役后的第二天，约翰·麦克纳尔蒂聘请我为运动表现教练和康复专家，这是我人生中另一个决定性的时刻。在过去的12年中，约翰·麦克纳尔蒂、弗拉德迈尔·克古兹和我一起指导了数千个案例，与许多优秀运动员合作过，甚至我们集体指导几个12岁的孩子获得了全额奖学金。

特别感谢彼得·福西特，他是我最喜欢、最听话的患者之一（现在是一个非常了不起的朋友），是他促使我考虑写书。我不记得有多少个早晨，他会带着枕头来我办公室检查、调整和训练他的脊椎，他说"嘿，汤米·约翰，我认真地告诉你，你需要写一本书。"在我礼貌地婉拒之后，他选择忽视我，直接给希瑟·杰克逊（Heather Jackson）文学社的希瑟·杰克逊（现在是我的经纪人，也是这个项目的负责人）打电话说了我的情况，然后我才下决心写这本书。我想说："嘿，彼得·福西特，我写了一本书。"

希瑟·杰克逊是一个熊孩子的妈妈，是我作为一个新手作家第一次进入这个新世界所遇到的一个不可思议的母亲、经纪人和朋友。我想不出还有谁比她更适合做我的机长和副机长。她是独一无二的。我喜欢我们到目前为止所做的一切，以及今后将共同做的事情。

毫无疑问，迈亚特·墨菲是唯一能够把本书写到如此水准的人。他的专业素养、职业道德和直觉是我真正需要的，他能确保本书表达出我所设想的内容。在这个世界上，没有多少人可以和我进行 40 小时的电话交谈而不会发疯，而迈亚特·墨菲是唯一一个。他的应变能力和热情为这个项目提供了动力。谢谢，让我们继续前进，兄弟。

感谢 EVO Ultrafit 公司所有者杰伊·施罗德（Jay Schroeder）。杰伊·施罗德是一位教练，他帮助我质疑我曾经以为自己知道的关于培训和运动表现的一切。阅读一切，质疑一切。不要给自己设限。

韦斯顿·普莱斯基金会（Weston A. Price Foundation）[知名人士包括乔治·哈肯斯米德(George Hackenshmidt)、托马斯·库尔茨（Thomas Kurz）、赫伯特·M.谢尔顿（Herbert M.Shelton）和尼古拉·阿莫索夫（Nikolai Amosov）] 在营养方面提供的广泛信息和研究使我相信生命原始力量的 5 种要素——身体活动、阳光、休息、呼吸和营养，以及它们对运动员的表现和康复的影响。我也要感谢帕维尔·塔苏林（Pavel Tsatsouline）、格雷·库克（Gray Cook）、马克·里普托（Mark Rippetoe）、乔恩·巴伦（Jon Barron）、乔·迪斯彭扎（Joe Dispenza）和布鲁斯·利普顿（Bruce Lipton），他们启发了我在训练、运动和思维能力方面的突破，以及帮助我认识信念对人体功能和康复的影响。感谢他们向所有康复领域的人们提供知识和经验，以便我们所有人都可以进行康复和身体功能训练。

我还想感谢初音岛（Da Capo）出版社将这本书带给读者，尤其感谢丹·安布罗西奥（Dan Ambrosio）、安伯·莫里斯（Amber Morris）、米里亚姆·里亚迪（Miriam Riad）、迈克尔·贾拉塔诺（Michael Giarratano）、雷尼·塞拉德（Renee Sedliar）、马修·韦斯顿（Matthew Weston）和凯文·汉诺威（Kevin Hanover）。

特别感谢使本书中的图像变得如此好看的人——米奇·曼德尔（Mitch Mandel）、特洛伊·施尼德（Troy Schnyder）、斯泰茜·福利（Staci Foley）和辛西娅·鲁什（Cynthia Rush）。感谢他们的耐心和专业精神。

衷心感谢两位模特——杰出的青少年运动员杰克·鲁什（Jack Rush）和凯蒂·鲁什（Katie Rush）。他们在拍摄过程中展现出的耐力、友善和慷慨是我希望本书能渗透到每个运动员身上的特质。谢谢他们表现出了它的意义。

最后，感谢我的成千上万的客户和运动员。17年来，我在他们身上做试验，并将他们的潜力发挥到极限。在这个过程中，有很多眼泪，有很多欢笑，还有很多我们一起成长和学习的时光。我相信没有任何会议、对话或约定是无意义的。

　　每件事、每个人都在我们的生活中发挥着作用。感谢你成为我生命中的一部分。